Maximiliano Barahona V.
Cristián Barrientos M.
Gabriel Cavada C.

Análisis multivariado de la morfología de la cadera

AF138647

Maximiliano Barahona V.
Cristián Barrientos M.
Gabriel Cavada C.

Análisis multivariado de la morfología de la cadera

en imágenes obtenidas por tomografía computada
en población asintomática y su relación con
pinzamiento femoroacetabular

Editorial Académica Española

Impressum / Aviso legal

Bibliografische Information der Deutschen Nationalbibliothek: Die Deutsche Nationalbibliothek verzeichnet diese Publikation in der Deutschen Nationalbibliografie; detaillierte bibliografische Daten sind im Internet über http://dnb.d-nb.de abrufbar.
Alle in diesem Buch genannten Marken und Produktnamen unterliegen warenzeichen-, marken- oder patentrechtlichem Schutz bzw. sind Warenzeichen oder eingetragene Warenzeichen der jeweiligen Inhaber. Die Wiedergabe von Marken, Produktnamen, Gebrauchsnamen, Handelsnamen, Warenbezeichnungen u.s.w. in diesem Werk berechtigt auch ohne besondere Kennzeichnung nicht zu der Annahme, dass solche Namen im Sinne der Warenzeichen- und Markenschutzgesetzgebung als frei zu betrachten wären und daher von jedermann benutzt werden dürften.

Información bibliográfica de la Deutsche Nationalbibliothek: La Deutsche Nationalbibliothek clasifica esta publicación en la Deutsche Nationalbibliografie; los datos bibliográficos detallados están disponibles en internet en http://dnb.d-nb.de.
Todos los nombres de marcas y nombres de productos mencionados en este libro están sujetos a la protección de marca comercial, marca registrada o patentes y son marcas comerciales o marcas comerciales registradas de sus respectivos propietarios. La reproducción en esta obra de nombres de marcas, nombres de productos, nombres comunes, nombres comerciales, descripciones de productos, etc., incluso sin una indicación particular, de ninguna manera debe interpretarse como que estos nombres pueden ser considerados sin limitaciones en materia de marcas y legislación de protección de marcas y, por lo tanto, ser utilizados por cualquier persona.

Coverbild / Imagen de portada: www.ingimage.com

Verlag / Editorial:
Editorial Académica Española
ist ein Imprint der / es una marca de
OmniScriptum GmbH & Co. KG
Heinrich-Böcking-Str. 6-8, 66121 Saarbrücken, Deutschland / Alemania
Email / Correo Electrónico: info@eae-publishing.com

Herstellung: siehe letzte Seite /
Publicado en: consulte la última página
ISBN: 978-3-659-09798-0

INDICE DE CONTENIDOS

I. INTRODUCCIÓN

El Análisis Multivariado es una área de la estadística que tiene como objetivo describir, analizar y representar los datos obtenidos de la observación de un número p>1 de variables en un número "n" de individuos, ítems o unidad experimental. Es por tanto, un método que permite el estudio de características en forma conjunta. (1)

La información es de carácter multidimensional (p>1), por lo que los datos son organizados en una matriz de datos, la cual tiene la siguiente forma:

$$
X = \begin{bmatrix}
X_{11} & X_{12} & \dots\dots & X_{1p} \\
X_{21} & X_{22} & \dots\dots & X_{2p} \\
\vdots & \vdots & \vdots & \vdots \\
\vdots & \vdots & \vdots & \vdots \\
X_{n1} & X_{n2} & \dots\dots & X_{np}
\end{bmatrix}
$$

Donde "n" es el número de individuos estudiados y p es el número de variables en la unidad de observación.

El Análisis multivariado tiene aplicación en diferentes áreas de la ciencia. Entre éstas, se cuenta el estudio de variables fisiológicas medidas en un grupo de personas con el objetivo de clasificar subgrupos de individuos.(2)

Clasificar consiste en realizar una partición del conjunto de observaciones, formando subconjuntos siguiendo un determinado criterio, de tal forma que cada elemento pertenece a un único subconjunto.

Así cada partición que se haga del conjunto de datos se denomina clústering, y los grupos formados se denominan clúster. Un tipo de clasificación es la jerárquica en la cual en el inicio cada elemento es un clúster y el clústering consiste en ir agrupando clústeres, de tal forma, de que finalmente es agrupada el total de la muestra:

$$\Omega = \{1\}, \{2\}, \{3\}, \{4\}, \{5\} \rightarrow \quad 5 \text{ clústeres}$$

$$1° \text{ clústering: } \Omega = \{2\}, \{3\}, \{4\}, \{1,5\} \rightarrow 4 \text{ clústeres}$$

$$2° \text{ clústering: } \Omega = \{1, 5, 3\} \{2,4\} \rightarrow 2 \text{ clústeres}$$

$$3° \text{ clústering: } \Omega = \{1, 2, 3, 4, 5\} \rightarrow 1 \text{ clúster}$$

El propósito de este estudio es aplicar el análisis multivariado en el estudio morfológico de la cadera de pacientes asintomáticos y en mediciones relacionadas con Pinzamiento Femoroacetabular (PFA), para identificar conglomerados e identificar la relación de ellos con variables epidemiológicos tales como edad, sexo, talla, peso e índice de masa corporal (IMC).

En el marco teórico se describe la enfermedad en detalle, analizando fisiopatología, epidemiología, clínica y su relación con el desarrollo de artrosis en la cadera. Además se describen las controversias existentes en la bibliografía, las cuales motivan el estudio.

En cuanto al análisis multivariado, se realizará un análisis comenzando por la distribución normal multivariada y los test que derivan de esta distribución: test de diferencias de promedios, Manova y discriminante lineal. Posteriormente se realizará análisis de conglomerados jerárquico. El detalle del análisis estadístico se desglosa en el capítulo V.

II. MARCO TEÓRICO

2.1 DEFINICIÓN

El Pinzamiento Femoroacetabular (PFA) fue descrito y conceptualizado como patología en 1993(3). Es una condición anatómica y dinámica que produce un conflicto mecánico en la cadera, produciéndose un contacto patológico entre el acetábulo y la cabeza femoral, limitando el movimiento fisiológico de la cadera. El rango articular (ROM) más frecuentemente comprometido es la flexión y la rotación interna. (4)

2.2 CLASIFICACIÓN

Se han descrito tres tipos(5):

- Pincer, el cual se caracteriza por una sobrecobertura del acetábulo sobre la cabeza femoral.

- Cam, el cual presenta un pinzamiento secundario a una deformidad en la unión cabeza-cuello femoral.

– Mixto, cuando en la cadera coexisten los dos tipos anteriormente descritos.

a) Pincer

Se describen dos tipos(6) :

-Generalizado, en donde la profundidad del acetábulo es la que genera el conflicto mecánico.

- Focal, en donde la sobrecobertura se produce por una prominencia en la pared anterior o posterior del acetábulo.

En la sobrecobertura generalizada se describen dos patologías, coxa protruida y coxa protruida. En un acetábulo normal, al observar la fosa en una radiografía antero-posterior (AP) de pelvis, ésta se encuentra lateral a la línea ileoisqueal. Coxa protruida, se define cuando la fosa acetabular se sobrepone a la línea ileoisquial. Coxa profunda, se define cuando la fosa acetabular se observa medial a la línea ileoisquial. (7)

En el caso de la sobrecobertura focal, se describen dos casos: Anterior y Posterior. En un acetábulo normal, en posición anatómica, éste se encuentra antevertido, por lo que la pared anterior, en una radiografía AP de pelvis, se observa medial a la pared posterior. En el caso de la sobrecobertura focal anterior, en la parte craneal del acetábulo se produce una retroversión, observándose, en una radiografía AP que el borde de la pared anterior del acetábulo se encuentra más lateral que la pared posterior. Esto se conoce como signo de entrecruzamiento. Por otra parte, aunque menos frecuente, si la pared posterior es muy prominente también se producirá un conflicto y daño tipo PFA, esto se conoce como pinzamiento posterior. (7)

b) Cam

Se produce por la pérdida de la esfericidad de la cabeza femoral. Esta deformidad se observa más frecuentemente en la región antero-lateral del cuello femoral y se conoce como "bump". Cuando está presente en la región lateral, se observa en una radiografía AP de pelvis un defecto denominado "pistol grip". Cuando el defecto esta presenta en la región anterior, este se pesquisa en una radiografía en proyección "cross-table". (8)

Las lesiones tipo CAM producen un aumento en el ángulo alfa femoral y una disminución del offset femoral. El ángulo alfa se forma por una línea que pasa por el centro del eje del cuello y de la cabeza, y otra línea, que va desde el centro de la cabeza femoral hacia el punto donde una circunferencia, trazada en forma imaginaria sobre la cabeza femoral, se intercepta con el perímetro anterior del cuello femoral. El offset cabeza–cuello femoral es la distancia entre el margen anterior del cuello femoral y el margen anterior de la cabeza femoral. (9)

c) Mixto

Es el más frecuente y se caracteriza por la coexistencia de alteraciones acetabulares y femorales.

2.3 FISIOPATOLOGÍA

a) Pincer

En este tipo de pinzamiento el daño se inicia en el Labrum, observándose perdida de continuidad intrasubstancia y quistes paralabrales. Con el tiempo el labrum se adelgaza e incluso se hace indistinguible. Además se produce una respuesta inflamatoria del hueso adyacente, lo que lleva a proliferación ósea, resultando en osificaciones patológicas en el acetábulo que producen mayor sobrecobertura, perpetuando el mecanismo patológico. El área de la cabeza femoral que impacta en la sobrecobertura acetabular muestra un callo en "silla de montar", con una ulceración central que afecta al periostio. El cartílago acetabular vecino a la porción de labrum afectada se degenera en forma focal. (10)

En etapas avanzadas de la enfermedad, los traumas repetitivos que ocurren, principalmente en la región anterior del acetábulo, pueden generar un aumento de la presión intraarticular. Esto puede ocasionar una ligera subluxación en la región póstero-inferior, lo cual, ocasiona lesiones condrales en esta zona. Esto ocurre en un tercio de los pacientes y se conoce como lesiones de contragolpe. (11)

b) Cam

Las lesiones condrales que se producen en este tipo de pinzamiento son más extensas, al contrario del tipo Pincer, donde el daño era focal. Esto es debido al extenso rango de desplazamiento de la cabeza femoral dentro de la articulación. (4)

El labrum, propiamente tal, se mantiene intacto por un largo periodo. En primera instancia se produce avulsión del cartílago del labrum acetabular y después del hueso subcondral. El cartílago de la cabeza femoral que presenta el "bump" muestra daño en etapas tempranas, mientras que el daño en la parte sana se produce en etapas tardías. (10)

2.4 EPIDEMIOLOGÍA

Se describe una prevalencia entre el 10-15% en población general, de los cuales, sólo un porcentaje es sintomático. Afecta a ambos sexos en proporciones similares y es más frecuente entre 20 y 40 años. (7,12)

El pinzamiento tipo Pincer afecta principalmente a mujeres de 40 años y se asocia a actividades que requieren grandes rangos de movimientos como el yoga. El PFA tipo Cam se presenta con mayor frecuencia en hombres entre 20-30 años que practican deportes de carga, como el futbol. (10)

2.5 CLÍNICA

Los pacientes generalmente consultan por dolor en relación a la cadera y limitación de ROM, sin embargo, generalmente la limitación antecede al dolor (18). Esto último es más evidente en los pacientes que presentan sólo pinzamiento tipo CAM, debido a que la lesión del labrum es tardía. Esta estructura tiene la capacidad de percibir y transmitir dolor, ya que, tiene terminaciones nerviosas nociceptivas (4)

El dolor generalmente es insidioso, iniciándose meses antes de la primera consulta. En un estudio en adolescentes, se observó un rango de consulta de entre 3 y 36 meses desde el inicio del dolor(6), mientras que en adultos, se describe un retraso promedio de 5 años. Los pacientes generalmente refieren dolor inguinal, que al solicitar que lo ubiquen con una mano, los pacientes colocan la mano en "C", colocando la mano apoyada en la región trocantérica, el pulgar abducido hacia la región glútea y el índice en dirección a la región inguinal. Sin embargo, también pueden consultar por dolor referido a la zona trocantérica, hacia el muslo e incluso hacia la rodilla (13). El dolor se presenta frecuentemente en actividades de la vida diaria que requieren una importante flexión de cadera, tales como, sentarse, ponerse pantalones, subir escaleras y, especialmente, durante la práctica deportiva. (14)

En el examen físico se describen dos test. En el caso de pinzamiento anterior se considera positivo si el dolor se reproduce al realizar un movimiento forzado de rotación interna y aducción, mientras la cadera se encuentra en 90° de flexión, esto se conoce como FADIR, de las siglas en inglés: Flexion adduction internal rotation test). En el caso del pinzamiento posterior se considera positivo si el dolor se reproduce al realizar una rotación externa, mientras la cadera se encuentra en extensión máxima. (14)

Como complemento de la historia clínica y al examen físico, la abolición del dolor, al inyectar lidocaína al 2% intrarticular bajo visión radiológica, permite tener otra herramienta para el diagnóstico. Sin embargo, el estudio de Kivlan et al, pesquisó en una revisión retrospectiva, que la abolición del dolor ocurre en aquellos pacientes con daño en el cartílago y que no estaría asociado al grado de pinzamiento y/o daño labral. Por lo tanto, la mayor utilidad del test sería para descartar causas extra articulares de dolor inguinal. (15)

2.6 ESTUDIO IMAGENOLÓGICO

En el diagnóstico de esta patología es necesario complementar la historia clínica y el examen físico, con el estudio imagenológico. Generalmente el estudio comienza con una radiografía en 2 proyecciones: antero-posterior (AP) y axial verdadera, también denominada cross-table. Sin embargo el estudio con estás imágenes tiene limitaciones, ya que, por ejemplo, la deformidad de unión cabeza-cuello femoral puede estar en un plano distinto a los focos de las proyecciones, por lo que la lesión puede pasar inadvertida (16,17). Otra limitación es la baja reproducibilidad intra e interobservador en la interpretación de estas imágenes, reportándose concordancia moderada y leve respectivamente. (18)

El uso de tomografía computada (TC), permite aumentar la capacidad de detectar lesiones, ya que permite obtener cortes radiales de cuello y observar en forma más certera el contorno del cuello femoral en busca de lesiones (16).

En el caso de la resonancia nuclear magnética (RNM), si bien, en comparación con TC, no es tan precisa en evaluar los contornos óseos, si es una herramienta que permite evaluar tejidos blandos, lo que permite determinar si existe daño en el labrum y en el cartílago articular (10). Por otra parte, la resonancia magnética permite el diagnóstico diferencial con otras patologías de la cadera como necrosis avascular.

2.7 MEDIDAS RADIOLÓGICAS EN PFA

a) Versión acetabular

La versión acetabular se describe como la orientación acetabular respecto al plano sagital. Se considera normal que el acetábulo tenga una orientación anterior, denominada anteversión. (4)

La medición se realiza en una imagen obtenida en TC en reconstrucción axial. El ángulo se mide trazando una línea que va desde el borde anterior al borde posterior del acetábulo ipsilateral, y otra línea vertical , que va desde el borde posterior del acetábulo y es tangencial a una horizontal que une los bordes posteriores de los acetábulos (fig. 1). La medida tomada a la altura donde el acetábulo es más profundo o en la que la pared medial del acetábulo este a mayor profundidad corresponde a la medida "clásica" descrita para el diagnóstico de Displasia Acetabular. Se considera retroversión cuando el ángulo es ≤ 15°. (19)

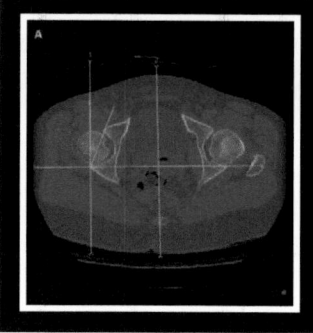

Figura 1. Medición del ángulo acetabular en una reconstrucción axial de una imagen obtenida en TC.(19)

b) *Signo de entrecruzamiento (crossover)*

En una pelvis normal, el acetábulo se encuentra en anteversión, por lo cual, en una radiografía antero posterior y en una reconstrucción transparente de un TC que simula una radiografía AP, la pared anterior del acetábulo se encuentra siempre medial al borde de la pared posterior. El signo es positivo si en alguna porción el borde anterior se hace lateral al borde posterior (fig. 2). Esto traduce una retroversión acetabular a la altura donde se produce el cruce y se asocia a sobrecobertura focal anterior.(7)

8

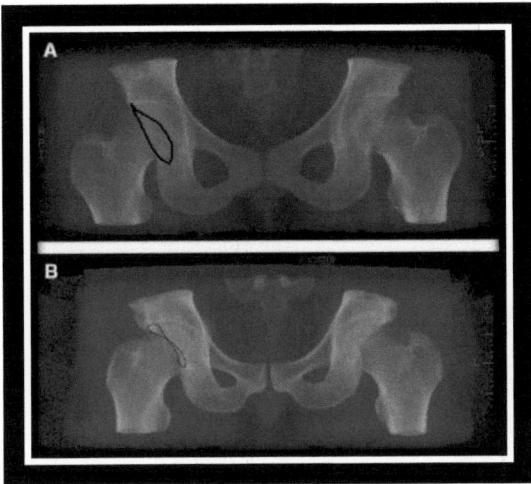

Figura 2. En la imagen A se muestra una cadera derecha con signo de entrecruzamiento negativo, mientras que en la imagen B el entrecruzamiento es positivo.(19)

c) *Ángulo centro-Borde o Wiberg*

El ángulo centro-borde acetabular, se mide en una radiografía antero posterior o en una reconstrucción de un TC que simula una radiografía AP.

Desde el centro de la cabeza femoral se traza una línea que se dirige al borde del acetábulo. La otra línea es una vertical desde el centro de la cabeza femoral, la que es perpendicular a una línea horizontal que pasa entre las tuberosidades isquiáticas (fig. 3). Se considera normal un Wiberg entre 20° y 40°, ángulos menores a 20°, se asocian a displasia de cadera. Ángulos mayores a 40° se asocian a coxa profunda y, por ende, a sobrecobertura global.(19)

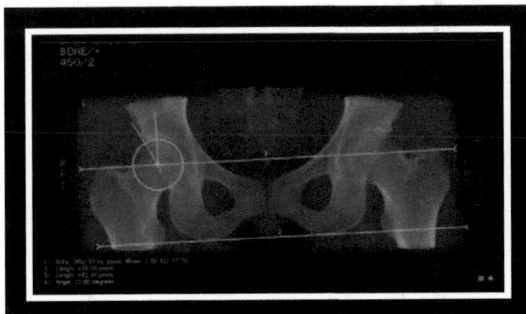

Figura 3. Se muestra una reconstrucción que simula una radiografía antero-posterior en la cual se realizó una medición de ángulo Wiberg.(19)

d) *Ángulo alfa*

Es un ángulo que se forma en la intersección de una línea que va desde el eje del cuello femoral y, otra línea, que va desde el centro de la cabeza femoral hacia el punto donde una circunferencia, trazada en forma imaginaria sobre la cabeza femoral, se intercepta con el perímetro anterior del cuello femoral. (fig. 4)

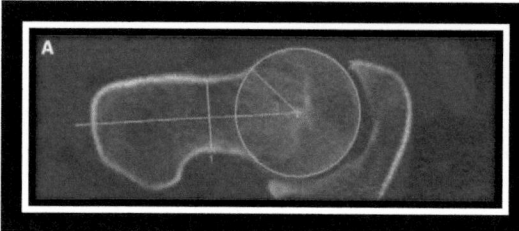

Figura 4. Se muestra una imagen obtenida de TC, en un corte axial al cuello en el cual se está midiendo el ángulo alfa.(19)

Este ángulo es propuesto en el diagnóstico del pinzamiento tipo Cam. Se han reportado distintos puntos de cortes. Kapron et al. describen que un valor de corte bajo 43° se asocia ausencia de restricción del movimiento de la cabeza femoral, mientras que un ángulo mayor 63° estaría asociado a dolor.(20)

Gosvig et al. en una revisión de 4151 radiografía antero-posteriores plantea que un ángulo alfa menor a 68° en hombres y menor a 50° en mujeres sería normal, Mientras que un ángulo alfa mayor 83° en hombres y 57° en mujeres sería patológico, basándose en que dichos valores están dos desviaciones estándar alejados del promedio de su muestra. Valores intermedios son clasificados como borderline (8).Por otra parte, en el estudio de Beaulé et al, en el cual se compararon TC de pacientes asintomáticos y pacientes con diagnóstico de PFA, se reporta una sensibilidad de 72% y especificidad de 100% si se fija un valor de corte de 50.5°para el ángulo alfa (16). Sin embargo reportes en los cuales solo se han reclutado pacientes asintomáticos se ha encontrado que entre un 10%-25% de los pacientes presentan un ángulo alfa sobre 55° (19,21). Finalmente Kang et al, definen patológico un ángulo mayor a 55°. (19)

e) *Offset femoral*

El offset cabeza–cuello femoral es la distancia entre el margen anterior del cuello femoral y el margen anterior de la cabeza femoral (fig. 5). A medida que se pierde la esfericidad de la cabeza femoral el offset va disminuyendo, por lo tanto es una medida relaciona con PFA tipo CAM. Kang et al., reportan que un offset menor a 8mm se considera patológico (19), mientras que Tannast et al. mencionan que una distancia menor a 10mm se relaciona con PFA.(7)

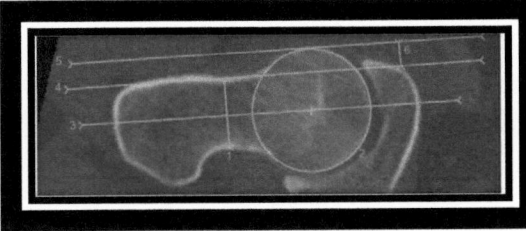

Figura 5. Se muestra una imagen obtenida de TC, en un corte axial al cuello en el cual se está midiendo el offset femoral.(19)

2.8 COXARTROSIS Y PFA

La Artrosis u Osteoartritis (OA) es una enfermedad degenerativa que afecta a las articulaciones y se caracterizada por una alteración a nivel del condrocito, asociada a una reacción reparadora proliferativa del hueso subcondral y a un proceso inflamatorio. Cuando la AO afecta a la cadera se denomina Coxartrosis. Se reporta una prevalencia en población general entre 10-15% (22).

Existen distintas etiologías de coxartrosis, las cuales se mencionan en la tabla 1. En Coxartrosis primaria se reporta una prevalencia de 8% en población general. Sin embargo últimamente, se ha planteado que aquellas OA definidas como primarias, tienen, en su génesis, leves malformaciones óseas o, en ojos no entrenados, desestimadas. Algunas de estas malformaciones, antes subvaloradas, corresponden a las observadas en el PFA (23), por lo cual, actualmente es considerada como un factor de riesgo para desarrollar artrosis de cadera. (3)

Tabla 1. Muestra las causas que se postulan para el desarrollo de coxartrosis

Causas de Osteoartritis (OA) (10)

Primarias
Inflamatorias: Artritis reumatoide, Lupus Eritematoso, sistémico, Enfermedad de Reiter
Sistémicas: Gota, Hemocromatosis
Infecciones
Traumáticas
Desarrollo: Displasia cadera
Necrosis Avascular: Ideopatica, corticoides, Perthes.

En un estudio transversal, Gosvig et al, encontraron relación entre la presencia de coxa profunda, coxa protruida y de bump femoral con el desarrollo de OA. A pesar de la limitación del diseño del estudio, son varias las teorías que soportan estos hallazgos. Por ejemplo, mediante cirugía, se han creado modelos de ratas con PFA, en estas ratas post cirugía desarrollan a largo plazo OA. Por otra parte, la prevalencia de OA y PFA, en población general, son similares. (3,10)

Teóricamente los pacientes con pinzamiento tipo Cam desarrollan OA en la región antero superior inicialmente, mientras que en el caso de PFA tipo Pincer, la OA se desarrolla en la región central o póstero-inferior. (10)

2.9 TRATAMIENTO

El tratamiento del PFA es quirúrgico y se realiza mediante artroscopía. Existe controversia si la indicación debiese ser sólo para pacientes sintomáticos o en caso de pacientes asintomáticos, la cirugía también estaría indicada para prevenir casos de OA.

El tratamiento quirúrgico se realiza en una mesa de tracción y requiere fluoroscopía intraoperatoria. La cadera es luxada mediante tracción, lo que permite inspeccionar el cartílago, tanto del acetábulo como de la cabeza femoral. En el caso de existir pinzamiento tipo Pincer, se reduce la porción del acetábulo que provoca la sobrecobertura, lo que se denomina acetabuloplastía. Además se inspecciona el labrum acetabular, si está dañado es reparado o resecado dependiendo de la extensión del daño, mientras que si esta desinserto, el labrum es re-anclado mediante suturas especiales. (7)

En el caso de existir pinzamiento tipo Cam, se realiza un osteocondroplastía, que consiste en que resecar la porción no esférica de la cabeza femoral, lo cual se va comprobando mediante fluoroscopía intraoperatoria.(7)

2.10 CONTROVERSIAS

Existen en la actualidad varias limitantes para el diagnóstico de esta enfermedad. En primer lugar, cada vez hay más reportes de qué condiciones anatómicas específicas medidas en estudios imagenológicos, que han sido ligadas a PFA, también están presentes en individuos asintomáticos (14).

Los estudios morfológicos en individuos asintomáticos han sido fundamentales en el entendimiento de esta patología, desarrollándose líneas de investigación en los cuales se busca estandarizar instrumentos radiológicos para evaluar la anatomía de la cadera. Los resultados han sido materia de discusión y aún existe carencia de valores de corte para el diagnóstico de esta patología. (24,25)

Un ejemplo de esto, son los estudios en que se reportan valores normales de ángulo alfa, los cuales difieren en varios grados, reportándose rangos de entre 50° a 63°como valor de corte (8,16,19,20). Por otra parte la resonancia nuclear magnética no escapa de este problema, Schmitz et al. reporta una prevalencia entre 78 y 83% de imágenes sugerentes de roturas de labrum en individuos asintomáticos entre 18 y 50 años, concluyendo que éste hallazgo, por sí solo, no es indicación de cirugía, por lo que es perentorio correlacionar los hallazgos radiológicos con la historia clínica. (26)

Por otra parte, hay que recordar que la definición incluye un componente dinámico en esta enfermedad. Por lo cual se generan dos problemas, en primer término aun cuando morfológicamente el paciente presente sobre-cobertura acetabular y/o pérdida de la esfericidad de la cabeza femoral, mientras no exija su cadera con movimientos repetitivos en los rangos de movimiento donde se produce el conflicto mecánico, este paciente no tendrá dolor, por más que sus parámetros morfológicos indiquen PFA. Es así como existen reportes en que el nivel de actividad física de los pacientes está asociado a la sintomatología por PFA. (17,20)

En segundo lugar al ser una patología dinámica, el conflicto mecánico se puede producir en cualquier plano del movimiento de la cabeza femoral y acetabular. Esto plantea que medir en un nivel específico el ángulo alfa necesariamente subvalora el concepto de la enfermedad, ya que el "bump" puede estar presente en todo el contorno de la cabeza femoral y no sólo en el sector donde esta estandarizado medir el ángulo alfa. En este sentido, Ito et al compararon cortes radiales de TC al cuello femoral midiendo el ángulo alfa en distintos puntos horarios (17). Esta misma situación se extrapola para las otras medidas, como el offset femoral y las que se realicen en el acetábulo. Así mismo, en la medición de la orientación acetabular, debe tenerse en cuenta que la sobrecobertura puede presentarse más craneal que la medida clásica de versión acetabular, realizada en el punto más profundo del acetábulo. En el caso de la medición del ángulo de centro borde, este debería medirse, homologando al ángulo alfa, es decir, debería ser medido en distintos puntos horarios en la circunferencia del acetábulo.(19)

Otra limitación en el estudio imagenológico es la reproducibilidad de las mediciones intra e inter-observador. En un estudio realizado en radiografías con proyección de Lowestein, se determinó una reproducibilidad moderada inter-observador en la medición de la esfericidad de la cabeza femoral y una correlación intraclase de 0.83 en la medición del ángulo alfa. En esta última medición, la mayor inconsistencia entre las mediciones se dio en valores inferiores a 50° (5). Clohisy et al reportan una concordancia leve en la medición del offset femoral en tres proyecciones distintas de radiografías (18). En cuanto a la concordancia en TC se presenta un problema similar, Beaulé et al. reportan una concordancia moderada en la medición del ángulo alfa (3). En el caso de las evaluaciones en RNM existe mayor reproducibilidad, reportándose una concordancia en el diagnóstico de roturas de labrum casi perfecta, tanto inter como intraobservador (26).

Finalmente, existen diferencias fisiológicas en la anatomía de la cadera según características demográficas. Es conocido que las mujeres poseen mayor anteversión acetabular, mayor inclinación acetabular y mayor anteversión femoral. Por lo tanto es presumible que los valores normales en las mediciones relacionadas con PFA varíen entre sexo (21). Por otra parte, Dudda et al. encontraron que las mujeres de raza blanca tenían significativamente un promedio menor en la medida del ángulo alfa y un valor promedio mayor en el ángulo de centro borde en comparación a mujeres nacidas en China. Este hallazgo sugiere que las medidas varían entre distintas razas, por lo cual, es también una variable a considerar (27). Finalmente, se ha encontrado un aumento directamente proporcional entre la medida del ángulo de centro borde acetabular y la edad. (23)

III. OBJETIVOS

- **Objetivo General**

Aplicar un modelo de análisis multivariado en el estudio de medidas anatómicas de cadera relacionadas con Pinzamiento Femoroacetabular obtenidas mediante tomografía axial computada para identificar conglomerados en población asintomática y pesquisar diferencias en variables epidemiológicas.

- **Objetivos Específicos**

1. Establecer la prevalencia de individuos asintomáticos que presentan alteraciones concordantes con PFA según los niveles de corte propuestos en la literatura.
2. Pesquisar la altura acetabular que mejor correlaciona el signo de entrecruzamiento positivo y la retroversión acetabular.
3. Establecer relaciones entre las medidas anatómicas relacionadas con pinzamiento Femoroacetabular y las variables Edad, Peso y Talla en pacientes asintomáticos.
4. Determinar si existen diferencias entre sexo en las medidas anatómicas relacionadas con pinzamiento Femoroacetabular en pacientes asintomáticos.
5. Identificar conglomerados a partir de las diferencias en las medidas anatómicas relacionadas con pinzamiento Femoroacetabular en pacientes asintomáticos.

IV. MATERIAL Y MÉTODO

4.1 DISEÑO

Se diseñó un estudio transversal, que se llevó a cabo en el Hospital Clínico de la Universidad de Chile. La población estudiada son pacientes chilenos mayores de 15 años, asintomáticos y sin antecedentes de patología de cadera. Se reclutaron pacientes en forma prospectiva, solicitándoles completar un formulario de consentimiento informado y una encuesta sobre sus antecedentes personales y médicos. Los pacientes que participaron lo hicieron en forma voluntaria y gratuita.

El presente estudio contó con la aprobación del comité de ética del Hospital Clínico de la Universidad de Chile.

4.2 CRITERIOS INCLUSIÓN

Fueron incluidos pacientes de nacionalidad chilena, que llegaron al centro de salud con indicación de TC de abdomen y pelvis por causa no ortopédica, por lo que los participantes no fueron expuestos a radiación adicional con el fin del estudio.

4.3 CRITERIOS EXCLUSIÓN

Fueron excluidos aquellos pacientes con antecedentes de patología de cadera, dolor atribuible a la cadera (actual o histórica), antecedentes quirúrgicos en pelvis y/o cadera y hallazgos imagenológicos compatibles con coxartrosis u otra enfermedad local.

4.4 OBTENCIÓN IMÁGENES TC

Las imágenes fueron obtenidas utilizando un equipo de Tomógrafo Computarizado Multicorte Siemens, modelo *Somaton Sensation 64®*. En la adquisición del estudio se utilizó un protocolo con cortes de 1.5mm cada 0.3mm, información que posteriormente fue procesada en reconstrucciones multiplanares de 3mm en ventana ósea y reconstrucciones 3D, mediante los programas 3D e INSPACE® respectivamente.

Las reconstrucciones multiplanares incluyeron los planos axiales a la pelvis y axiales oblicuos al cuello femoral. Dado que la pelvis posee una disposición espacial en 3 dimensiones y considerando las desviaciones por la posición de la pelvis en relación a la mesa del tomógrafo, las reconstrucciones axiales y en 3 dimensiones fueron corregidas en 3 planos (28,29), es decir se corrigió la rotación, la inclinación lateral y la basculación de la pelvis. Para esto último fue considerado las diferencias descritas entre sexos, fijando una distancia de 3 cm entre la unión sacrocoxígea y borde superior del pubis en hombres y de 6 cm en mujeres (30). La evaluación de las imágenes y las mediciones fueron realizadas por Radiólogos y Traumatólogos en formación, mediante el programa Osirix® v4.0.

4.5 VARIABLES

Fueron recolectados los siguientes datos epidemiológicos: edad, sexo, talla, peso e índice de masa corporal. En el caso de la edad fue agrupada en dos grupos etarios menores de 40 años y de 40 años o más, con el fin de comparar con el trabajo de Ito. (17)

Los siguientes parámetros morfológicos fueron medidos en ambas caderas (derecha e izquierda). En el acetábulo: ángulo centro-borde o Wiberg, Signo Entrecruzamiento y versión acetabular. Los parámetros femorales analizados fueron diámetro de la cabeza femoral, ángulo cérvico-diafisiario, ángulo alfa femoral y el offset femoral.

a) *Ángulo centro-borde o Wiberg*

Fue medido en la forma tradicional en reconstrucción coronal y en reconstrucción transparente AP corregida en 3 planos.(19)

b) *Signo entrecruzamiento*

Fue evaluado en un reconstrucción de TC transparente corregida en 3 planos, que simula una radiografía AP. Se consideró positivo cuando el borde anterior del acetábulo se observe lateral al borde posterior del acetábulo.

c) *Versión acetabular*

Fue medido en reconstrucciones axiales de TC corregidas en 2 y 3 planos. En ambos casos, fue medido en siete niveles de cefálico a caudal, cada 3mm desde el borde superior del acetábulo. La sexta medida coincide con la medida clásica de versión acetabular, la cual se realiza donde el acetábulo es más profundo. La medición se realizará según lo propuesto por Kang et al. (19)

d) *Ángulo cérvico-diafisiario*

Fue medido en un TC en reconstrucción coronal oblicua. El ángulo se forma trazando una línea que pasa por el eje del cuello femoral y otra línea que pasa por el eje de la diáfisis femoral. (fig. 6)

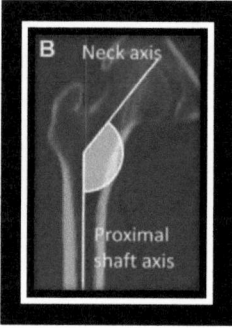

Figura 6. Muestra una imagen de TC en reconstrucción coronal oblicua, que muestra la medición del ángulo cérvico-diafisiario.(21)

e) Ángulo alfa

El ángulo alfa de cuello fue medido en TC en un corte axial oblicuo del cuello. Se determinaron 3 niveles: tercio cefálico, medio y caudal del cuello femoral, realizándose la medida en el centro de cada nivel. De esta manera se consideró la medición de la zona antero-superior. La medición se realizará según lo propuesto por Kang et al. (19)

Además, en reconstrucciones radiales de cuello femoral, el ángulo alfa fue medido en distintos radios horarios (fig. 7). En el punto más prominente del arco de Adams se fijan las 6hrs y se avanza hacia anterior cada 15° (30 minutos). Esto determina que la región anterior queda en el radio horario 3hrs y la zona antero-superior a las 13.30. (31)

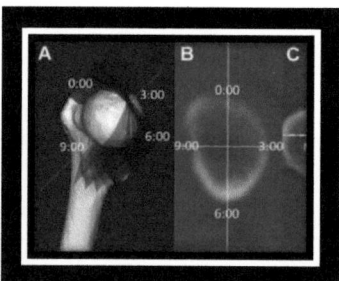

Figura 7. Se muestran los radios horarios en la cabeza femoral en los cuales serán medidos los ángulos alfa.(21)

f) Offset femoral

El offset cabeza – cuello femoral es la distancia entre el margen anterior del cuello femoral y el margen anterior de la cabeza femoral (19). Al igual que en el ángulo alfa, se determinaron 3 niveles: tercio cefálico, medio y caudal del cuello femoral, realizándose la medida en el centro de cada nivel.

18

4.6 LIMITACIONES

A los pacientes reclutados no se les realizó examen físico general ni de cadera, por lo cual, no se conoce si tenían limitaciones en algún rango de movimiento articular. Esto es una limitación importante dado que la limitación funcional antecede al dolor de cadera en PFA, único síntoma evaluado en el cuestionario.

Las medidas no fueron realizadas en su totalidad por expertos, sino que también participaron traumatólogos y radiólogos musculo-esqueléticos en formación. No obstante, el jefe de la unidad de Radiología Músculo-esquelética del Departamento de Imagenología del Hospital clínico de la Universidad de Chile, previo al inicio de las mediciones, realizó capacitaciones a cada participante de las mediciones y supervisó las primeras mediciones. Por otra parte la reproducibilidad intra e inter observador de las mediciones no fue evaluada.

Finalmente el ajuste en los tres planos de la pelvis fue realizado según la distancia promedio, publicada para hombres y mujeres, de la unión sacrocoxígea con el borde del pubis y no ajustada por cada paciente.

4.7 ASPECTOS ÉTICOS

El presente trabajo cuenta con la aprobación del comité de ética del Hospital Clínico de la Universidad de Chile, José Joaquín Aguirre.

Dado que el examen de tomografía axial computada de abdomen y pelvis fue solicitado por el médico tratante por una causa médica justificada, el adquirir imágenes de cadera no requiere radiación extra para el paciente, no exponiéndolo a más daño, garantizando la seguridad del paciente.

A todos los pacientes reclutados se les explico en qué consistía el estudio y se les solicito la firma de un consentimiento informado. Además se les garantizó la protección de la identidad. Los datos recolectados solo serán usados en esta línea de investigación y no serán comercializados.

V. ANÁLISIS ESTADÍSTICO

Se presentan los datos mediante media como medida de resumen y desviaciones estándar como medida de dispersión. Esto, para el total de la muestra como segregado por género. Se muestran los datos en gráficos y tablas.

Fijando puntos de cortes, basados en la literatura revisada, se realizó un análisis exploratorio para determinar la prevalencia de individuos asintomáticos que presentan alteraciones concordantes con PFA tipo Pincer, Cam y Mixto. En el caso de Pincer tres parámetros fueron considerados. En primer lugar, se consideró la presencia de signo de entrecruzamiento positivo. En segundo lugar, la medida del ángulo de versión acetabular menor a 15°, en la altura clásica descrita para Displasia Acetabular. Finalmente, el ángulo de Wiberg mayor a 40°.

En el caso de PFA tipo CAM, se utilizó las medidas de ángulo alfa femoral y del offset femoral, ambas en el nivel 2. En el caso del ángulo alfa se utilizaron valores de corte ángulos mayores a 50°, 55° y 60°. En el caso del offset femoral, dos valores de corte fueron considerados, menor a 8mm y menor a 10mm.

Las prevalencias obtenidas son comparadas con los trabajos publicados por Kang y Nakahara mediante test de proporciones. (19, 21)

Para establecer la altura acetabular que mejor predice el signo de entrecruzamiento positivo, se estimaron modelos de regresión logística y construcción de curva ROC para cada nivel, en el cual, el ángulo de versión acetabular fue medido. Para el análisis del área bajo la curva de ROC, se consideró la clasificación descrita por Hosmer y Lemeshow en "Applied Logistic Regression" (2da edición, p162), en la cual un área entre 0.50 y 0.70 es considerada una discriminación al azar, entre 0.71 y 0.8 aceptable, entre 0.81 y 0.90 muy buena, y, entre 0.91 y 1, excelente.

En cada modelo de regresión logística estimado se realizó test de bondad de ajuste, permitiéndose un máximo de 10 patrones de covarianza, considerándose adecuado si la significancia era mayor a 0.10. Si se cumplía con el anterior criterio, se definieron valores de corte para el nivel analizado, seleccionándose aquél valor que maximizara la sensibilidad y especificidad.

En cuanto al análisis multivariado, fue evaluada, en primera instancia, si era aceptable considerar que los datos distribuyen normal univariado mediante test de Shapiro-Wilk, test Skewness y test Kurtosis. Se consideró que se podía asumir normalidad univariada si la probabilidad era mayor a 0.15.

Aquellas variables en las que es asumible la distribución normal univariada, fueron analizadas en conjunto para evaluar si distribuyen normal multivariado. Esto se realizó mediante test de Doornik-Hansen,

Henze-Zirkler, Kurtosis de Mardia's y Skewness de Mardia. Se consideró aceptable si la probabilidad era mayor a 0.15.

Evaluada la distribución normal multivariada se procedió a comparar los vectores de medias por sexo y edad (dicotomizada en 40 años). Para esto, se utilizaron los test de diferencia de vector de medias Wilks lambda, Pillai, Lawley-Hotelling y Roy. Previo a la aplicación de los test descritos, se comprobó, en ambos casos (sexo y edad), si las matrices de covarianza podían asumirse homogéneas, lo cual se asumió si la probabilidad era mayor a 0.15.

Siguiendo en la línea del análisis de las variables en las cuales era asumible la distribución normal multivariada, se realizó test de MANOVA. Este test, se hizo agrupando las variables sexo y edad, formándose así 4 grupos: Mujeres <40 años, Mujeres ≥40 años, Hombres <40 años y Hombres ≥40 años. Posteriormente, se realizó un análisis de discriminante lineal con las mismas variables y grupos, para estimar el error de clasificación.

En segunda instancia, se realizó un análisis taxonómico mediante agrupamiento jerárquico, usando como criterio de agrupamiento el método de Ward. En este método, al inicio cada observación es un clúster y el criterio de agrupación es juntar aquellas observaciones que presenten menor diferencia en la suma de errores al cuadrado (SEC) respecto a su centroide, es decir:

$$SEC = \sum (x_i - \mu_i)'(x_j - \mu_j)$$

El centroide, en las dos observaciones agrupadas, es recalculado y nuevamente se calculan la diferencia de la SEC, así la menor diferencia hará que se agrupen otras dos observaciones. Esto se repite sucesivamente hasta que todas las observaciones son agrupadas. Estos resultados son presentados mediante dendogramas. (1,32)

Se inició el análisis de conglomerados incluyendo variables relacionadas PFA de ambos tipos (Cam y Pincer). Fueron escogidas las mediciones clásicas descritas para ángulo alfa, es decir, medidos en nivel 2 y en los cortes radiales 1:00 y 3:00. Fue incluido también el offset medido en el nivel 2. En cuanto a pinzamiento tipo Pincer, se incluyó el nivel acetabular con mayor asociación a entrecruzamiento positivo (Pincer focal), el ángulo de versión acetabular clásico y ángulo de Wiberg corregido en 3 planos (Pincer global).

Posteriormente se realizó un análisis de conglomerados incluyendo variables relacionadas con Pinzamiento tipo Cam. Aquí fueron incluidas todas las medidas de ángulo alfa, es decir, nivel 1, 2 y 3 y en los radios horarios desde 1:00 a 3:00. Posteriormente, cada unidad de observación (individuo) fue representado mediante las caras de Chernoff. (31)

Finalmente se incluyeron las variables relacionadas con Pinzamiento tipo Pincer en un análisis de clúster. Estas fueron el ángulo de Wiberg medido en TC corregido en 3 planos y en corte coronal, más el ángulo de versión acetabular medido en todos los niveles y corregido en 3 planos. Dado los resultados, fue necesario realizar un sub-clústering, haciendo un análisis de clúster para las mediciones de ángulo de Wiberg y de ángulo de versión por separado. Posteriormente, cada unidad de observación (individuo) fue representado mediante las caras de Chernoff. (31)

Las medianas obtenidas en cada conglomerado son comparados mediante test no paramétrico de medianas para muestras independientes (Mann Whitney/Ranksum). Posteriormente se realizaron test para determinar si existían diferencias entre los conglomerados por variables epidemiológicas. En el caso de la edad e IMC, se utilizó test no paramétrico de medianas para muestras independientes. El t test para muestras independientes con ajuste de Welch fue utilizado en el caso del Peso y Talla, dado que en estas dos últimas variables era aceptable asumir normalidad por test de Shapiro-Wilks (p>0.15). En el caso del Sexo, se realizó test exacto de Fisher, utilizado para la asociación entre variables categóricas. Se calcula la potencia $(1-\beta)$ de los hallazgos, considerándose adecuada si es mayor a 0.7.

Posteriormente, se estimaron modelos de regresión logística y construcción de curva de ROC. El área bajo la curva, fue evaluada mediante el criterio propuesto por Hosmer y Lemeshow. En todos los casos se buscó establecer, si las variables epidemiológicas, predecían a qué grupo pertenecía cada individuo.

Adicionalmente en el resultado del análisis de clúster de las medidas de ángulo de versión acetabular se estimó un modelo de regresión multinomial. Esto para calcular el riesgo relativo de tener entrecruzamiento negativo, unilateral o bilateral, en los conglomerados resultantes.

Se construyeron intervalos de confianza de 95% y se utilizó una significación del 5%. Los datos fueron procesados con el programa estadístico STATA® v.11.1

VI. RESULTADOS

6.1 ANALISIS EXPLORATORIO

a) Manejo de valores aberrantes y datos perdidos

En las variables epidemiológicas, se pesquiso un paciente con valor aberrante en peso y talla por lo que fue dejado como valor perdido. Dado lo anterior los datos de peso, talla e IMC son de 100 pacientes. Los datos de edad corresponden a 101 pacientes.

Respecto a las variables femorales, un individuo presentaba valores aberrantes en la medición del ángulo alfa en los radios horarios, por lo que se dejó como valor perdido. Por otra parte, dos pacientes presentaban valores aberrantes de ángulo cérvico-diafisiario y de diámetro de cabeza cervical por lo que solo se totalizaron 99 mediciones. En el resto de las mediciones femorales, fueron realizadas 101 mediciones.

Finalmente en las variables acetabulares, dos pacientes presentaban valores aberrantes en la corrección en 3 planos del ángulo de versión acetabular, por lo que se midieron 99 pacientes y se dejaron como valores perdidos estos dos casos. En el resto de los niveles en los cuales se midió el ángulo de versión acetabular y en el ángulo de Wiberg se registran las 101 mediciones.

b) Descripción de la muestra

Fueron reclutados 101 pacientes, lo que corresponde a 202 articulaciones coxofemorales, con una edad promedio de 37 años (±14.43). El peso y talla promedio fue de 71.55kgs. (±13.04) y 1.68 mts. (±0.09). Las características demográficas por género de la muestra estudiada, se describen en la tabla 2.

Tabla 2: Se muestran promedios y desviaciones estándar de características epidemiológicas segregados por género.

	FEMENINO	MASCULINO
N°	41 (40.59%)	60 (59.41%)
EDAD (AÑOS)	37.29 (±16.24)	36.5 (±13.19)
PESO (KG)	63.46 (±12.16)	77.18 (±10.49)
TALLA (MTS.)	1.60 (±0.06)	1.73 (±0.07)
IMC	24.65 (±4.00)	25.84 (±2.74)

N°= número total; Kg=Kilogramos; Mts.=Metros; IMC= Índice de masa corporal

c) Angulo alfa

Los valores obtenidos en cada nivel de medición de ángulo alfa se muestran en la tabla 4. Se observa que el valor promedio del ángulo disminuye de cefálico a hacia caudal y son mayores en pacientes hombres. (Ver tabla 3).

En la tabla 4 y 5 se muestran los valores de ángulo alfa femoral medidos en distintos puntos horarios. Se observa que, el valor promedio del ángulo alfa femoral, disminuye desde la región superior (1:00) a la región anterior (3:00), en forma bilateral.

Tabla 3: Se muestran promedios y desviaciones estándar de la medida del ángulo alfa femoral del total de la muestra y segregada por género.

ANGULO ALFA	TOTAL	HOMBRES	MUJERES
NIVEL 1 DERECHA	50.43° (±10.22°)	51.01° (±11.30)	49.60° (±08.47°)
NIVEL 1 IZQUIERDA	49.01° (±08.67°)	50.11° (±09.26)	47.42° (±07.54°)
NIVEL 2 DERECHA	47.32° (±06.79°)	48.28° (±07.63)	45.92° (±05.08°)
NIVEL 2 IZQUIERDA	48.30° (±06.06°)	49.01° (±06.63)	47.27° (±05.03°)
NIVEL 3 DERECHA	38.00° (±05.15°)	39.21° (±04.44)	36.24° (±05.65°)
NIVEL 3 IZQUIERDA	39.75° (±04.68°)	40.43° (±04.98)	38.75° (±04.05°)

Tabla 4: Se muestran promedios y desviaciones estándar del ángulo alfa femoral en el lado derecho, medido en distintos radios horarios, del total de la muestra y segregada por género.

ÁNGULO ALFA DERECHA	TOTAL	HOMBRES	MUJERES
1:00	52.12° (±8.71°)	54.75° (±9.18°)	48.34° (±6.38°)
1:30	53.62° (±8.54°)	54.98° (±8.10°)	51.66° (±8.87°)
2:00	51.95° (±7.28°)	52.63° (±7.55°)	50.98° (±6.83°)
2:30	49.72° (±6.93°)	50.75° (±7.24°)	48.24° (±6.25°)
3:00	47.44° (±6.60°)	48.93° (±7.49°)	45.29° (±4.30°)
3:30	45.57° (±6.29°)	46.59° (±6.72°)	44.10° (±5.37°)
4:00	45.55° (±5.43°)	46.63° (±5.59°)	44.00° (±4.86°)
4:30	46.46° (±4.37°)	47.07° (±4.06°)	45.59° (±4.71°)
5:00	48.20° (±4.35°)	48.78° (±4.05°)	47.37° (±4.66°)

Tabla 5: Se muestran promedios y desviaciones estándar del ángulo alfa femoral en el lado izquierdo, medido en distintos radios horarios, del total de la muestra y segregada por género.

ÁNGULO ALFA IZQUIERDA	TOTAL	HOMBRES	MUJERES

1:00	52.92° (±8.43°)	54.68° (±9.22°)	50.39° (±6.46°)
1:30	54.53° (±7.70°)	54.83° (±8.47°)	54.10° (±6.51°)
2:00	52.05° (±6.76°)	52.12° (±7.62°)	51.95° (±5.37°)
2:30	48.46° (±6.22°)	48.98° (±6.92°)	47.71° (±5.05°)
3:00	46.26° (±6.68°)	46.95° (±7.16°)	45.27° (±5.86°)
3:30	44.90° (±4.72°)	45.88° (±4.97°)	43.49° (±3.99°)
4:00	45.09° (±4.17°)	45.64° (±4.27°)	44.29° (±3.93°)
4:30	46.17° (±3.82°)	46.75° (±3.88°)	45.34° (±3.63°)
5:00	47.20° (±4.08°)	47.46° (±3.82°)	46.83° (±4.44°)

d) **Offset femoral**

Los valores promedio obtenidos en la medición del offset femoral se muestran en la tabla 6. Se observa que el valor del offset femoral aumenta de cefálico a hacia caudal y son mayores en pacientes hombres. (Ver tabla 6).

Tabla 6: Se muestran promedios y desviaciones estándar del Offset femoral del total de la muestra y segregada por género.

OFFSET FEMORAL	TOTAL	HOMBRES	MUJERES
NIVEL 1 DERECHA	6.11 (±1.67)	6.31 (±1.61)	5.82 (±1.73)
NIVEL 1 IZQUIERDA	6.91 (±1.56)	7.11 (±1.65)	6.63 (±1.39)
NIVEL 2 DERECHA	7.95 (±1.32)	8.17 (±1.30)	7.63 (±1.29)
NIVEL 2 IZQUIERDA	7.65 (±1.34)	7.93 (±1.37)	7.25 (±1.20)
NIVEL 3 DERECHA	9.18 (±1.56)	9.49 (±1.58)	8.73 (±1.42)
NIVEL 3 IZQUIERDA	8.44 (±1.30)	8.88 (±1.30)	7.80 (±0.99)

*Valores en milimetros

e) **Signo de entrecruzamiento**

El signo de entrecruzamiento fue positivo en 34 pacientes (33.66%), de los cuales 8 son hombres y 9 son mujeres. Del total de pacientes, en 24 de ellos (23.76%), el signo de entrecruzamiento fue positivo en forma bilateral. (Ver tabla 7)

Tabla 7: Se muestra la frecuencia total y porcentual del signo de entrecruzamiento en el total de la muestra y segregada por género.

SIGNO ENTRECRUZAMIENTO	TOTAL	HOMBRES	MUJERES
NEGATIVO	67 (66.34%)	42 (70.00%)	25 (60.98%)

DERECHA +	7 (06.93%)	5 (08.33%)	1 (02.44%)
IZQUIERDA +	3 (02.97%)	2 (03.33%)	2 (04.88%)
BILATERAL	24 (23.76%)	5 (12.82%)	13 (31.71%)

"+" = Positivo

f) Ángulo de Wiberg

Se observan valores promedios mayores, al medir éste ángulo en un TC coronal, respecto a la medición corregida en 3 planos, es decir, no corregir, subestima el valor de este ángulo. Por otra parte, los pacientes de sexo masculino presentan, en cada medición, promedios más altos. (Ver tabla 8).

Tabla 8: Se muestran promedios y desviaciones estándar del ángulo de Wiberg, medido en un TC corregido en 3 planos y en un corte coronal, del total de la muestra y segregada por género.

ÁNGULO DE WIBERG	TOTAL	HOMBRES	MUJERES
CORREGIDO 3P DCHA.	39.16° (±7.68°)	39.57° (±7.98°)	38.54° (±7.27°)
CORREGIDO 3P IZQ.	39.82° (±7.53°)	39.71° (±7.89°)	39.97° (±7.05°)
CORONAL DCHA.	38.83° (±7.43°)	39.21° (±7.87°)	38.29° (±6.79°)
CORONAL IZQ.	38.86° (±7.69°)	39.07° (±7.84°)	38.57° (±7.56°)

Dcha.= Derecha; Izq.= Izquierda; 3p= Corregido en 3 planos

g) Ángulo de versión Acetabular

Se observa que el valor del ángulo de versión acetabular, va aumentando desde cefálico hacía el centro del acetábulo. Se observa que la corrección en 3 planos presenta valores promedios menores que al medir el ángulo en TC corregido en 2 planos, lo que sugiere que al no corregir en 3 planos la TC se sobreestima la anteversión acetabular. Por otra parte, los valores promedios del ángulo de versión son mayores en pacientes de sexo femenino, es decir, las mujeres presentan una orientación del acetábulo más anteversa. (Ver tabla 9, 10, 11 y 12).

Tabla 9: Se muestran promedios y desviaciones estándar del ángulo de versión acetabular, medido en TC con corrección en 2 planos, en la cadera derecha, medido en 7 niveles, desde cefálico al centro de mayor profundidad del acetábulo.

VERSIÓN ACETABULAR 2P D.	TOTAL	HOMBRES	MUJERES
NIVEL 1	11.69° (±11.75°)	11.48° (±11.43°)	12.03° (±12.35°)
NIVEL 2	16.68° (±10.45°)	16.12° (±09.42°)	17.48° (±11.88°)

NIVEL 3	19.86° (±08.20°)	18.88° (±07.56°)	21.28° (±08.95°)
NIVEL 4	20.81° (±06.79°)	19.60° (±06.49°)	22.59° (±06.91°)
NIVEL 5	20.57° (±05.80°)	19.31° (±05.36°)	22.42° (±05.98°)
NIVEL 6	19.98° (±05.38°)	18.59° (±04.80°)	22.02° (±05.59°)
NIVEL 7	19.63° (±05.38°)	18.15° (±04.75°)	21.80° (±05.55°)

2P D: Corregido en 2 planos, lado derecho

Tabla 10: Se muestran promedios y desviaciones estándar del ángulo de versión acetabular, medido en TC con corrección en 2 planos, en la cadera izquierda, en 7 niveles, desde cefálico al centro de mayor profundidad del acetábulo.

VERSIÓN ACETABULAR 2P I.	TOTAL	HOMBRES	MUJERES
NIVEL 1	12.47° (±12.24°)	12.98° (±12.54°)	11.70° (±11.88°)
NIVEL 2	17.62° (±10.68°)	17.70° (±10.71°)	17.50° (±10.76°)
NIVEL 3	20.56° (±07.70°)	20.10° (±07.44°)	21.22° (±08.12°)
NIVEL 4	21.42° (±06.03°)	20.55° (±05.72°)	22.71° (±06.31°)
NIVEL 5	21.14° (±05.63°)	20.08° (±05.44°)	22.70° (±06.31°)
NIVEL 6	20.24° (±05.15°)	19.08° (±04.86°)	21.93° (±05.15°)
NIVEL 7	19.74° (±05.11°)	18.52° (±04.70°)	21.53° (±05.23°)

2P I: Corregido en 2 planos, lado izquierdo

Tabla 11: Se muestran promedios y desviaciones estándar del ángulo de versión acetabular, medido en TC con corrección en 3 planos, en la cadera derecha, medido en 7 niveles, desde cefálico al centro de mayor profundidad del acetábulo.

VERSIÓN ACETABULAR 3P D	TOTAL	HOMBRES	MUJERES
NIVEL 1	2.49° (±10.96°)	4.28° (±10.18°)	-0.27° (±11.67°)
NIVEL 2	6.68° (±10.27°)	9.13° (±08.63°)	3.10° (±11.48°)
NIVEL 3	11.41° (±09.81°)	13.53° (±07.93°)	8.32° (±11.46°)
NIVEL 4	13.90° (±08.39°)	14.85° (±07.47°)	12.51° (±09.51°)
NIVEL 5	15.38° (±06.38°)	15.65° (±05.57°)	14.99° (±07.46°)
NIVEL 6	15.52° (±05.58°)	15.23° (±05.00°)	15.94° (±06.38°)
NIVEL 7	15.53° (±05.43°)	14.77° (±05.03°)	16.64° (±05.85°)

3P D: Corregido en 3 planos, lado derecho

Tabla 12: Se muestran promedios y desviaciones estándar del ángulo de versión acetabular, medido en TC con corrección en 3 planos, en la cadera izquierda, en 7 niveles, desde cefálico al centro de mayor profundidad del acetábulo.

VERSIÓN ACETABULAR 3P I.	TOTAL	HOMBRES	MUJERES
NIVEL 1	3.06° (±12.40°)	5.08° (±11.86°)	-0.03° (±12.72°)
NIVEL 2	6.69° (±11.43°)	9.28° (±10.71°)	2.88° (±11.50°)
NIVEL 3	11.42° (±10.18°)	13.73° (±08.46°)	8.04° (±11.57°)

NIVEL 4	14.14° (±08.44°)	15.56° (±07.34°)	12.07° (±09.56°)
NIVEL 5	15.56° (±06.11°)	16.11° (±04.92°)	14.77° (±07.52°)
NIVEL 6	15.89° (±05.12°)	15.83° (±04.44°)	16.00° (±06.03°)
NIVEL 7	15.75° (±04.70°)	15.52° (±04.28°)	16.10° (±05.29°)

3P I: Corregido en 3 planos, lado izquierdo

h) Diámetro cabeza-femoral y ángulo cérvico-diafisiario

El promedio del diámetro de la cabeza femoral fue de 4.39cm y de 4.37cm al lado derecho e izquierdo respectivamente. Los promedios, en ambos lados, fueron mayores en pacientes hombres. . (Ver tabla 13)

El promedio del ángulo cérvico-diafisiario fue de 132.08° y 129.95° al lado derecho e izquierdo respectivamente. Las mujeres presentan valores promedio mayores, en forma bilateral, es decir, tienden a tener la cadera más en valgo. (Ver tabla 14).

Tabla 13: Se muestran promedios y desviaciones estándar del diámetro de la cabeza femoral bilateral del total de la muestra y por sexo.

DIÁMETRO CABEZA FEMORAL	TOTAL	HOMBRES	MUJERES
DERECHA	4.39 (±0.37)	4.62 (±0.24)	4.04 (±0.24)
IZQUIERDA	4.37 (±0.38)	4.61 (±0.24)	4.01 (±0.23)

*Valores en centímetros

Tabla 14: Se muestran promedios y desviaciones estándar del ángulo cérvico-diafisiario, tanto del total de la muestra y segregado por género.

ÁNGULO CÉRVICO-DIAFISIARIO	TOTAL	HOMBRES	MUJERES
DERECHA	132.08° (±4.93°)	131.51° (±4.88°)	132.92° (±4.95°)
IZQUIERDA	129.95° (±4.53°)	129.32° (±4.33°)	130.88° (±4.72°)

6.2 PREVALENCIA PFA SEGÚN VALORES DE CORTE PROPUESTOS EN LA LITERATURA

a) Tipo Cam

Al utilizar como patológico un valor de ángulo alfa igual o mayor de 50°, en el nivel 2, se observa que el 39.60% de los pacientes presenta valores alterados, 13 de los pacientes tendrían alteración bilateral. Este porcentaje es mayor en el grupo de pacientes de sexo masculino alcanzando el 45.00%. (Tabla 15)

Si el valor de corte utilizado es 55°, entonces la prevalencia de alteraciones tipo Cam disminuye a 19.80%, siendo más los casos en hombres que en mujeres (tabla 16). Mientras que si el valor de corte utilizado es 60°, la prevalencia es de un 7,92% de alteraciones tipo Cam. (Tabla 17)

Tabla 15: Muestra la prevalencia de pacientes con ángulos alfa, medido en nivel 2, igual o mayor de 50° por lateralidad comprometida y total de pacientes. Además se muestra la prevalencia por sexo.

ALFA ≥50	TOTAL	HOMBRES	MUJERES
NO	61 (60.40%)	33 (55.00%)	28 (68.29%)
IZQUIERDA	18 (17.82%)	10 (16.67%)	8 (19.51%)
DERECHA	9 (08.91%)	7 (11.67%)	2 (04.88%)
BILATERAL	13 (12.87%)	10 (16.67%)	3 (07.32%)
TOTAL ALFA ≥50	40 (39.60%)	27 (45.00%)	13 (32.50%)

Tabla 16: Muestra la prevalencia de pacientes con ángulos alfa, medido en nivel 2, igual o mayor de 55° por lateralidad comprometida y total de pacientes. Además se muestra la prevalencia por sexo.

ALFA ≥55	TOTAL	HOMBRES	MUJERES
NO	81 (80.20%)	45 (75.00%)	36 (87.80%)
IZQUIERDA	10 (09.90%)	7 (11.67%)	3 (07.32%)
DERECHA	7 (06.93%)	5 (08.33%)	2 (04.88%)
BILATERAL	3 (02.97%)	3 (05.00%)	0
TOTAL ALFA ≥55	20 (19.80%)	15 (25.00%)	5 (12.19%)

Tabla 17: Muestra la prevalencia de pacientes con ángulos alfa, medido en nivel 2, igual o mayor de 50° por lateralidad comprometida y total de pacientes. Además se muestra la prevalencia por sexo.

ALFA ≥60	TOTAL	HOMBRES	MUJERES
NO	93 (92.08%)	53 (88.33%)	40 (97.56%)
IZQUIERDA	2 (01.98%)	2 (03.33%)	0
DERECHA	4 (03.96%)	3 (05.00%)	1 (02.44%)
BILATERAL	2 (01.98%)	2 (03.33%)	0
TOTAL ALFA ≥60	8 (07.92%)	7 (11.67%)	1 (02.44%)

Kang et al reporta 10 caderas de un total de 100 (50 pacientes) con ángulos mayores a 55°, lo que fue pesquisado en 6 pacientes (4 en forma bilateral), lo que significa una prevalencia de 12%. La prevalencia encontrada en el presente estudio, para el mismo punto de corte (19.80%), no difiere estadísticamente de dicho reporte (p=0.22), sin embargo la prevalencia es mayor a la reportada en la literatura (10-15%). (19)

Por otra parte, si el parámetro para definir alteraciones tipo Cam es Offset, medido en el nivel 2, menor o igual a 10 milímetros (mm), la prevalencia es de 97% en el total de la muestra (tabla 18). Si el valor de corte utilizado es 8mm o menos, entonces la prevalencia es de 64.06%. Al usar 10mm como valor de corte la relación hombre: mujer es 1:1, sin embargo, al usar 8mm la relación es 2:1, siendo mayor en hombres. (Tabla 19)

Tabla 18: Muestra la prevalencia de pacientes con offset femoral, medido en nivel 2, igual o menor a 10° por lateralidad comprometida y total de pacientes. Además se muestra la prevalencia por sexo.

OFFSET <10	TOTAL	HOMBRES	MUJERES
NO	3 (02.97%)	2 (03.33%)	1 (02.44%)
IZQUIERDA	0	0	0
DERECHA	3 (02.97%)	3 (05.00%)	0
BILATERAL	95 (94.06%)	55 (91.67%)	40 (97.56%)
TOTAL OFFSET <10	98 (97.03%)	58 (96.67%)	40 (97.56%)

Tabla 19: Muestra la prevalencia de pacientes con offset femoral, medido en nivel 2, igual o menor a 8° por lateralidad comprometida y total de pacientes. Además se muestra la prevalencia por sexo.

OFFSET <8	TOTAL	HOMBRES	MUJERES
NO	30 (29.70%)	23 (38.33%)	7 (17.07%)
IZQUIERDA	19 (18.81%)	12 (20.00%)	7 (17.07%)
DERECHA	11 (10.89%)	5 (08.33%)	6 (14.63%)
BILATERAL	41 (40.59%)	20 (33.33%)	21 (51.22%)
TOTAL OFFSET <8	71 (70.30%)	37 (61.67%)	34 (82.92%)

La prevalencia pesquisada usando valor de corte de 8mm, es significativamente mayor a la prevalencia reportada por Kang et al, quienes pesquisaron 6 pacientes (12%) con offset femoral alterado, usando como punto de corte 8mm (p=0.00).

b) Tipo Pincer

Al utilizar como criterio de retroversión la medida de versión acetabular igual o menor a 15° en el lugar donde el acetábulo es más profundo (nivel 6), se pesquisan 57 pacientes (56.44%) con valores considerados patológicos. La relación hombre mujer es aproximadamente 1:1 (Tabla 20). Esto es significativamente menor que el 16% reportado en el estudio de Kang (p=0.00).

Tabla 20: Muestra la prevalencia de pacientes con ángulo de versión acetabular, medido en el nivel 6, menor a 15° por lateralidad comprometida y total de pacientes. Además se muestra la prevalencia por sexo.

RETROVERSIÓN	TOTAL	HOMBRES	MUJERES
NO	44 (43.56%)	26 (43.33%)	18 (43.90%)
IZQUIERDA	11 (10.89%)	7 (11.67%)	4 (09.76%)
DERECHA	11 (10.89%)	4 (06.67%)	7 (17.07%)
BILATERAL	35 (34.65%)	23 (38.33%)	12 (29.27%)
TOTAL	57 (56.44%)	34 (56.67%)	23 (56.10%)

30

3p= Corregido en 3 planos

Cuando se midió el ángulo de versión acetabular en un TC corregido en 2 planos la prevalencia de retroversión fue de 0.21, esto no difiere significativamente de la serie de Kang (p=0.46).

En el caso del ángulo de Wiberg, si se considera sobrecobertura global cuando el ángulo excede los 40°, la prevalencia es de 50.50%, tanto en TC corregido en 3 planos como en TC en corte coronal. La relación hombre mujer es aproximadamente 1:1 en ambas mediciones (Tabla 21 y 22). Esto es significativamente mayor que el 18% reportado por Kang (p=0.00)

Tabla 21: Muestra la prevalencia de pacientes con ángulo de Wiberg, medido en TC corregido en 3 planos, mayor a 40° por lateralidad comprometida y total de pacientes. Además se muestra la prevalencia por sexo.

RETROVERSION	TOTAL	HOMBRES	MUJERES
NO	50 (49.50%)	28 (46.67%)	22 (53.66%)
IZQUIERDA	7 (06.93%)	4 (06.67%)	3 (07.32%)
DERECHA	4 (03.96%)	4 (06.67%)	0
BILATERAL	40 (39.60%)	24 (40.00%)	16 (39.02%)
TOTAL	51 (50.50%)	32 (53.33%)	19 (46.34%)

3p= Corregido en 3 planos

Tabla 22: Muestra la prevalencia de pacientes con ángulo de Wiberg, medido en corte coronal, mayor a 40° por lateralidad comprometida y total de pacientes. Además se muestra la prevalencia por sexo.

RETROVERSION	TOTAL	HOMBRES	MUJERES
NO	50 (49.50%)	30 (50.00%)	20 (48.78%)
IZQUIERDA	6 (05.94%)	3 (05.00%)	3 (07.32%)
DERECHA	8 (07.92%)	3 (05.00%)	5 (12.20%)
BILATERAL	37 (36.63%)	24 (40.00%)	13 (31.71%)
TOTAL	51 (50.50%)	30 (50.00%)	21 (51.22%)

En el caso del entrecruzamiento, 34 pacientes tendrían una sobrecobertura focal, 24 de ellos en forma bilateral. En este caso la relación hombre-mujer sería 1:1, presentándose en las mujeres un mayor prevalencia de casos en forma bilateral. (Tabla 23)

Tabla 23: Muestra la prevalencia de pacientes con signo de entrecruzamiento positivo por lateralidad comprometida y total de pacientes. Además se muestra la prevalencia por sexo.

ENTRECRUZAMIENTO +	TOTAL	HOMBRES	MUJERES

NEGATIVO	67 (66.34%)	42 (70.00%)	25 (60.98%)
IZQUIERDA	3 (02.97%)	2 (03.33%)	1 (02.44%)
DERECHA	7 (06.93%)	5 (03.33%)	2 (04.88%)
BILATERAL	24 (23.76%)	11 (18.33%)	13 (31.71%)
TOTAL	34 (33.66%)	18 (30.00%)	16 (39.02%)

6.3 ÁNGULO DE VERSIÓN ACETABULAR COMO PREDICTOR DE SIGNO ENTRECRUZAMIENTO POSITIVO

a) Nivel 1 corregido en 3 planos

Se obtuvo un OR de 0.89 [0.85-0.93], lo cual muestra que a mayor valor de ángulo de versión acetabular mayor protección de tener entrecruzamiento positivo. El área bajo curva ROC fue de 0.80 [0.73-0.87] (Ver gráfico 1). Sin embargo, el test de bondad de ajuste del modelo rechaza la independencia de los subgrupos (p= 0.10).

b) Nivel 2 corregido en 3 planos

Se obtuvo un OR de 0.87 [0.83-0.92], lo cual muestra que a mayor valor de ángulo de versión acetabular mayor protección de tener entrecruzamiento positivo. El área bajo curva ROC fue de 0.82 [0.76-0.88] (Ver gráfico 2). El test de bondad de ajuste del modelo no rechaza la independencia de los subgrupos del modelo (p= 0.40).

El punto de corte obtenido fue de 4.8°, lo cual tiene una sensibilidad de 74.00% y especificidad de 71.43%, clasificando en forma correcta al 72.16% de los pacientes. El valor predictivo positivo fue 52.27% y el negativo 91.67%.

Gráfico 1: Muestra curva ROC del ángulo de versión acetabular corregido en 3 planos en el nivel 1.

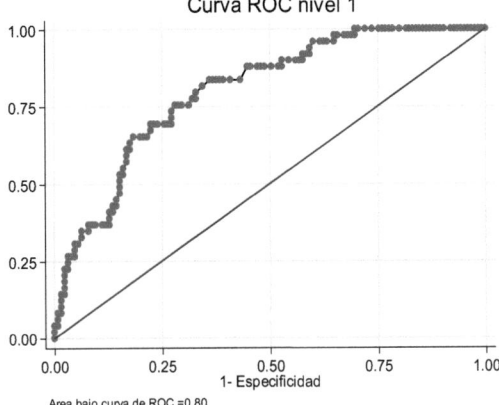

Curva ROC nivel 1

Area bajo curva de ROC =0.80

Gráfico 2: Muestra curva ROC del ángulo de versión acetabular corregido en 3 planos en el nivel 2.

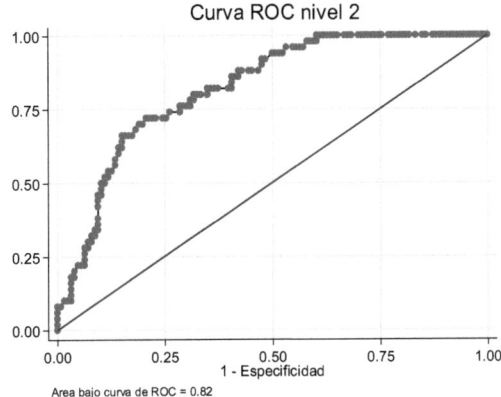

Curva ROC nivel 2

Area bajo curva de ROC = 0.82

c) **Nivel 3 corregido en 3 planos**

Se obtuvo un OR de 0.88 [0.85-0.92], lo cual muestra que a mayor valor de ángulo de versión acetabular mayor protección de tener entrecruzamiento positivo. El área bajo curva ROC fue de 0.81 [0.74-0.87] (Ver gráfico 3). El test de bondad de ajuste del modelo no rechaza la independencia de los subgrupos (p= 0.55).

El punto de corte obtenido fue de 11.3°, lo cual tiene una sensibilidad de 80.00% y especificidad de 73.02%, clasificando en forma correcta al 73.30% de los pacientes. El valor predictivo positivo fue 54.05% y el negativo 90.20%.

Gráfico 3: Muestra curva ROC del ángulo de versión acetabular corregido en 3 planos en el nivel 3.

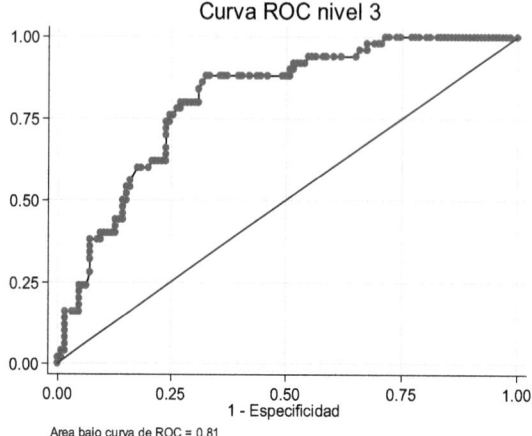

Curva ROC nivel 3

Area bajo curva de ROC = 0.81

d) **Nivel 4 corregido en 3 planos**

Se obtuvo un OR de 0.88 [0.84-0.92], lo cual muestra que a mayor valor de ángulo de versión acetabular mayor protección de tener entrecruzamiento positivo. El área bajo curva ROC fue de 0.78 [0.71-0.85] (Ver gráfico 6). Sin embargo, el test de bondad de ajuste del modelo rechaza la independencia de los subgrupos (p= 0.09).

Gráfico 4: Muestra curva ROC del ángulo de versión acetabular corregido en 3 planos en el nivel 4.

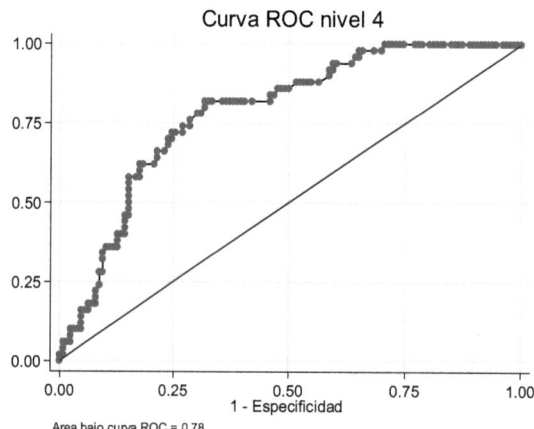

Curva ROC nivel 4

Area bajo curva ROC = 0.78

34

e) Nivel 5 corregido en 3 planos

Se obtuvo un OR de 0.84 [0.78-0.90], lo cual muestra que a mayor valor de ángulo de versión acetabular mayor protección de tener entrecruzamiento positivo. El área bajo curva ROC fue de 0.76 [0.69-0.84] (Ver gráfico 5). Sin embargo, el test de bondad de ajuste del modelo rechaza la independencia de los grupos (p= 0.00).

Gráfico 5: Muestra curva ROC del ángulo de versión acetabular corregido en 3 planos en el nivel 5.

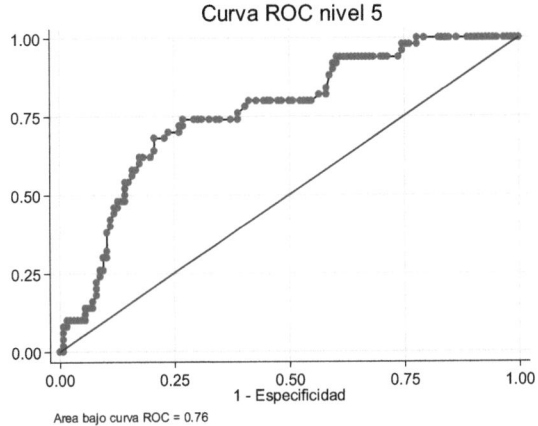

f) Nivel 6 corregido en 3 planos

Se obtuvo un OR de 0.84 [0.78-0.90], lo cual muestra que a mayor valor de ángulo de versión acetabular mayor protección de tener entrecruzamiento positivo. El área bajo curva ROC fue de 0.70 [0.62-0.79] (Ver gráfico 6). El test de bondad de ajuste del modelo no rechaza la independencia de los subgrupos (p= 0.55).

El punto de corte obtenido fue de 14.6°, lo cual tiene una sensibilidad de 64.00% y especificidad de 65.08%, clasificando en forma correcta al 64.77% de los pacientes. El valor predictivo positivo fue 42.11% y el negativo 82.00%.

Gráfico 6: Muestra curva ROC del ángulo de versión acetabular corregido en 3 planos en el nivel 6.

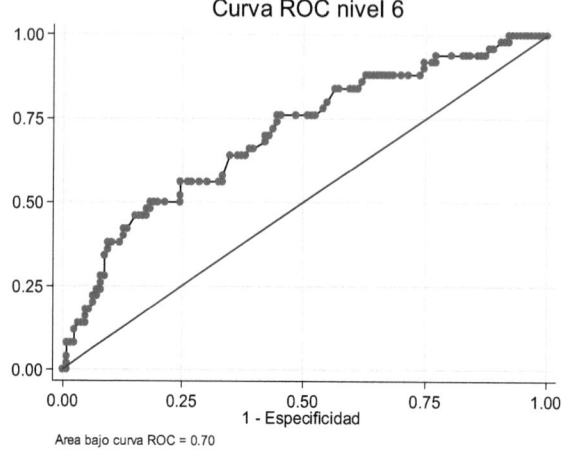

Area bajo curva ROC = 0.70

En suma, se observa que los niveles 4, 5 y 6 presentan discriminación moderada, mientras que los niveles 1, 2 y 3 presentan discriminación muy buena. Sólo los modelos de regresión logística estimados para los niveles 2, 3 y 6 cumplen con la independencia de los subgrupos. Los niveles 2 y 3 presentan mejores valores predictivos y porcentaje de clasificación correcta con los puntos de cortes obtenidos. (Tabla 24)

Tabla 24: Tabla resumen de los resultados obtenidos por nivel donde el test de bondad de ajuste resulto con probabilidad mayor a 0.15

	NIVEL 2	NIVEL 3	NIVEL 6
VALOR DE CORTE	4.8°	11.3°	14.6°
ABC ROC	0.82	0.81	0.70
SENSIBILIDAD	74.00%	80.00%	64.00%
ESPECIFICIDAD	71.43%	73.02%	65.08%
VPP	50.68%	54.05%	42.11%
VPN	87.38%	90.20%	82.00%

ABC= Área bajo la curva; VPP= Valor predictivo positivo;VPN= Valor predictivo negativo

6.4 ÁNALISIS DE NORMALIDAD MULTIVARIADA.

En conjunto, las variables: offset femoral medido en nivel 1 y 2 en el lado izquierdo, ángulo alfa medido en los radianes 2, 4, 4.5 y 5 en forma bilateral, ángulo cérvico-diafisiario bilateral, ángulo de wiberg medido en TC coronal al lado derecho y al ángulo de versión acetabular medido en TC corregido en 3 planos en los niveles 2 y 6 bilateral y en nivel 3 en el lado derecho es posible asumir distribución normal multivariada. Esto, basándose en los resultados de los test de Mardia Skewness (p=0.75), Mardia Kurtosis (p=0.18), Henze-Zirkler (p=0.34) y Doornik-Hansen (p=0.83).

Por otra parte, para este mismo conjunto de variables es posible asumir varianzas iguales al separarlas por sexo (p=0.18), sin embargo, no es posible asumir en la edad dicotomizada en 40 años (edad <40años/edad ≥40años), ya que la probabilidad es menor a 0.15 (p=0.14).

6.5 TEST DE DIFERENCIAS DE VECTOR PROMEDIO.

Al comparar el vector de promedios generado por las medidas de caderas bilaterales relacionadas con pinzamiento Femoroacetabular en las cuales es posible asumir distribución normal multivariada, se observa una diferencia significativa (p=0.02) al comparar por edad (edad <40años/edad ≥40años). En esta comparación, se utilizó test de James para comparar vector de promedios de dos grupos, el cual permite varianzas heterogéneas (ver resultado de test de comparación de varianzas homogéneas en capítulo 6.4).

Por otra parte en sexo, el vector promedio presenta diferencias significativas entre hombres y mujeres. En la tabla 25 se muestran los test aplicados para la comparación de medias multivariadas para muestras en las cuales es posible asumir covarianzas homogéneas.

Tabla 25: Se muestran las probabilidades resultantes por test de la comparación del vector promedio por sexo.

TEST	SEXO (F)
WILKS' LAMBDA	<0.00
PILLAI'S TRACE	<0.00
LAWLEY-HOTELLING	<0.00
ROY'S LARGEST ROOT	<0.00

6.6 MANOVA

Al agrupar las variables edad menor/mayor de 40 años y Sexo, se observa que las mujeres mantienen la tendencia de tener menores valores de offset y mayores de ángulo alfa independiente de la edad. Impresiona que la edad no influye en estas medidas relacionadas con el pinzamiento tipo Cam.

En el caso del ángulo de versión acetabular, las mujeres tienen mayor anterversión que los hombres, siendo mayor en el subgrupo de mujeres que tienen más de 40 años. Por otra parte, el ángulo de Wiberg tiende a ser mayor en el grupo de pacientes >40 años, independiente del género.

En el caso del ángulo cérvico-diafisiario los valores promedio tienden a ser más elevados en los grupos de 40 años, independiente del género. (Tabla 26).

Al realizar el análisis de manova incluyendo estos 4 grupos de individuos se observa que el vector promedio de cada uno de los 4 grupos es distinto significativamente entre sí. (Tabla 27)

Tabla 26: Se muestran los promedios y desviaciones estándar de las variables que fueron incluidas en el análisis normal multivariado por grupo etario y género.

	MUJER <40	MUJER≥40	HOMBRE<40	HOMBRE≥40
N	27	14	36	24
OFFSET N1 I°*	6.50 (±1.51)	6.87 (±01.10)	7.08 (±01.58)	7.14 (±01.79)
OFFSET N2 I°*	7.10 (±1.07)	7.54 (±01.43)	7.85 (±01.40)	8.04 (±01.34)
ALFA 2:00 D°	51.56° (±06.29°)	49.86°(±07.90°)	52.40° (±06.51°)	52.96° (±09.00°)
ALFA 2:00 I°	51.96° (±05.22°)	51.93°(±05.85°)	50.94° (±07.25°)	53.83° (±07.98°)
ALFA 4:00 D°	43.81° (±04.24°)	44.36°(±06.05°)	45.71° (±04.45°)	47.21° (±05.78°)
ALFA 4:00 I°	44.44° (±03.71°)	44.00°(±04.45°)	47.46° (±04.08°)	45.54° (±04.09°)
ALFA 4:30 D°	45.85° (±05.10°)	45.07°(±03.95°)	46.74° (±04.42°)	46.50° (±04.05°)
ALFA 4:30 I°	46.00° (±03.48)	44.07°(±03.71°)	48.69° (±04.19°)	46.75° (±03.01°)
ALFA 5:00 D	47.81° (±04.71°)	46.50°(±04.62°)	47.63° (±03.63°)	48.92° (±03.92°)
ALFA 5:00 I	47.19° (±04.61°)	46.14°(±04.19°)	8.87° (±11.07°)	47.21° (±04.16°)
WIBERG COR D°	36.66° (±05.33°)	41.43°(±08.31°)	36.32° (±06.76°)	43.53° (±07.54°)
VERSIÓN 3PN3 D°	4.67° (±09.67°)	15.36° (±11.66°)	12.60° (±07.60°)	14.92° (±08.38°)
VERSIÓN 3PN2 D°	-0.18° (±09.90°)	9.41° (±12.01°)	8.11° (±08.50°)	10.80° (±08.73°)
VERSIÓN 3PN2 I°	-0.04° (±09.51)	8.54° (±13.19°)	8.87° (±11.07°)	9.90° (±10.35°)
VERSIÓN 3PN6 D°	14.81° (±05.67°)	18.11° (±07.30°)	15.21° (±04.64°)	15.26° (±05.61°)
VERSIÓN 3P N6 I°	14.82° (±05.77°)	18.24° (±06.10°)	16.38° (±04.36°)	15.00° (±04.52°)
ANGULO CD D°	133.44°(±5.38°)	131.94° (±4.02°)	132.54° (±04.23°)	129.89° (±04.02°)
ANGULO CD I°	131.55°(±4.83°)	129.61° (±4.40°)	130.12° (±04.50°)	128.08° (±04.39°)

*valores en milímetros. N2=nivel 2; D°= Derecha; I°= Izquierda; 3P= corregida en 3 planos; CD=cérvico-diafisiario

Tabla 27: Se muestran las probabilidades por test resultantes del análisis Manova para el Modelo, Sexo y Edad dicotomizada en 40años.

TEST	MODELO (F)	SEXO (F)	EDAD40 (F)
WILKS' LAMBDA	0.00	0.00	0.03
PILLAI'S TRACE	0.00	0.00	0.03
LAWLEY-HOTELLING	0.00	0.00	0.03
ROY'S LARGEST ROOT	0.00	0.00	0.03

6.7 ANÁLISIS DISCRIMINANTE LINEAL

Al realizar un análisis de discriminante lineal, basándose que es aceptable asumir la normalidad multivariada, resulta que en la clasificación "leave one out" se presentan sólo 42 pacientes correctamente clasificados, es decir un 42.80%. (Tabla 28).

Tabla 28: Muestra el resultado del análisis discriminante lineal "leave one out". En las columnas se observa las clasificaciones que realizó el análisis, mientras que en las filas se muestran las frecuencias del grupo donde realmente pertenece el paciente. Por lo cual la diagonal principal muestra los aciertos realizados por la clasificación.

VERDAD/CLASS.	MUJER <40	HOMBRE <40	MUJER ≥40	HOMBRE ≥40	TOTAL
MUJER <40	14	4	6	2	26
HOMBRE <40	8	14	6	7	35
MUJER ≥40	5	3	2	4	14
HOMBRE ≥40	0	6	5	12	23
TOTAL	27	27	19	21	98

Class= Clasificación

Las funciones discriminantes se muestran en la tabla 29. En la primera función la variable de mayor peso es el ángulo de versión acetabular medido en el nivel 6 derecho. En el caso de la segunda función, la variable de mayor peso es el Wiberg coronal izquierdo. Finalmente, en la tercera función, la variable ángulo de Wiberg coronal derecho. En general, las variables femorales tienen menor peso en cada función de discriminación respecto a las medidas acetabulares, y además, en las 3 funciones la variable de más peso es acetabular.

Tabla 29: Muestra los factores de las 3 funciones discriminadoras del análisis "leave one out".

VAR/FUNCION	FUNCIÓN 1	FUNCIÓN 2	FUNCIÓN 3
OFFSET N1 I°	-0.19	-0.10	0.01
OFFSET N2 I°	-0.34	-0.06	0.01
ALFA 2:00 D°	-0.44	0.02	-0.34
ALFA 2:00 I°	-0.41	0.28	-0.22
ALFA 4:00 D°	-0.23	0.11	0.14
ALFA 4:00 I°	-0.32	-0.01	0.04
ALFA 4:30 D°	0.53	-0.25	0.21
ALFA 4:30 I°	0.02	-0.24	-0.60
ALFA 5:00 D	-0.50	-0.02	-0.21
ALFA 5:00 I	-0.18	-0.08	0.13
WIBERG COR D°	-0.07	0.89	-0.05
VERSIÓN 3PN3 D°	-0.66	-0.22	1.18
VERSIÓN 3PN2 D°	1.38	1.03	-0.55
VERSIÓN 3PN2 I°	-0.23	-0.04	0.75
VERSIÓN 3PN6 D°	-1.36	-0.26	-0.44
VERSIÓN 3P N6 I°	0.56	-0.31	-0.39
ANGULO CD D°	0.12	-0.43	0.14
ANGULO CD I°	0.08	0.24	0.05

N2=nivel 2; D°= Derecha; I°= Izquierda; 3P= corregida en 3 planos; CD=cérvico-diafisiario

El error estimado para clasificar a las mujeres menores de 40 años es de 0.19, mientras que para las de 40 o más años es de 0.43. En el caso de los hombres, la tasa de error estimada es de 0.40 en el grupo de más edad, mientras que los menores de 40 años tienen una tasa de 0.42. La tasa de error estimada total es de 0.36.

6.8 ÁNALISIS DE CONGLOMERADO PFA

Las variables utilizadas en el análisis corresponden a medidas relacionadas con pinzamiento femoral y acetabular. En las medidas femorales, fueron incluidas offset y ángulo alfa bilateral medido en el nivel 2, ángulo alfa medido en la región antero-superior y anterior bilateral (radianes 1:00 y 3:00). En cuanto a las medidas de pinzamiento tipo Pincer, es decir, medidas acetabulares, se incluyó el ángulo de versión acetabular corregido en 3 planos en los niveles 2 y 3 por su mejor correlación con el signo de entrecruzamiento positivo, es decir, pinzamiento Pincer focal. Además se incluyó el ángulo de Wiberg y ángulo de versión acetabular corregido en 3 planos medido en nivel 6 bilateral por su asociación con pinzamiento Pincer global.

El resultado del análisis se presenta en el dendograma (Ver gráfico 7), donde se observa la presencia de dos grupos que poseen distancias mayores. Al crear estos dos grupos, se observa que el grupo 1 presenta medianas con menores valores de la unión cabeza-cuello femoral y anteversión acetabular.

En cuanto a las medidas femorales, se observa que los grupos presentan 2 de 6 variables con diferencias significativas en sus medianas, siendo estas el offset femoral al lado izquierdo en nivel 2 y ángulo alfa en radia 1:00 en el lado derecho. Por el contrario, en las medidas del ángulo de versión acetabular los grupos presentan medianas significativamente distintas ($p<0.00$), teniendo una orientación más anteversa en el grupo 1. (Ver tabla 30)

Gráfico 7: Muestra el dendograma resultante del análisis de clúster realizado en variables relacionadas con PFA.

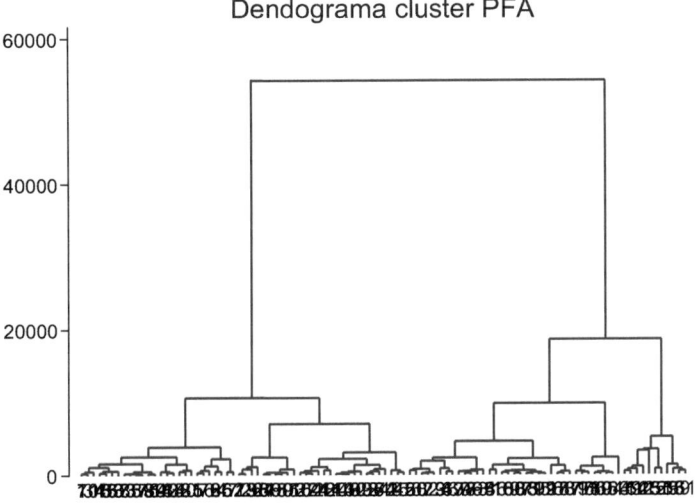

Tabla 30: Se muestran los promedios y desviación estándar de las variables utilizadas en el análisis de clúster PFA, tanto en el total de la muestra como por los grupos encontrados en el análisis de clúster. En la última columna se muestra el resultado del test de Wilcoxon Rank-sum para la diferencia entre el grupo 1 y 2.

VARIABLE	GRUPO 1	GRUPO 2	P (RANKSUM)
N	54	46	

ALFA N2 D	46.45 (±5.14)	48.49 (±8.23)	0.44
ALFA N2 I	47.05 (±4.57)	49.77 (±7.28)	0.07
OFFSET N2 D	8.22 (±1.29)	7.62 (±1.29)	0.07
OFFSET N2 I	7.94 (±1.17)	7.28 (±1.44)	0.01
ALFA 01:00 D	49.19 (±7.13)	55.57 (±9.18)	0.00
ALFA 01:00 I	51.89 (±7.18)	54.13 (±9.64)	0.28
ALFA 03:00 D	46.44 (±5.15)	48.61 (±7.88)	0.32
ALFA 03:00 I	45.39 (±5.92)	47.28 (±7.41)	0.27
WIBERG 3P D.	40.36 (±8.20)	37.71 (±6.93)	0.11
WIBERG 3P I.	41.30 (±7.95)	38.14 (±6.77)	0.05
VERSIÓN 3P N2 D.	13.81 (±6.34)	-1.95 (±6.86)	0.00
VERSIÓN 3P N2 I	14.15 (±7.39)	-2.33 (±8.53)	0.00
VERSIÓN 3P N3 D	17.80 (±6.21)	3.70 (±7.50)	0.00
VERSIÓN 3P N3 I	18.31 (±4.73)	3.15 (±8.69)	0.00
VERSIÓN 3P N6 D	18.23 (±5.15)	12.26 (±4.26)	0.00
VERSIÓN 3P N6 IZQ.	18.16 (±4.19)	13.22 (±4.91)	0.00

N2=nivel 2; Dcho.= Derecho; Izq.= Izquierdo;3P= corregida en 3 planos

Al observar las variables epidemiológicas se observa que el grupo 1 tiene una edad promedio mayor que el grupo 2, lo que es estadísticamente significativo (p=0.02). Las diferencias en Peso, Talla e IMC no son estadísticamente significativas (p=0.97, p=0.24 y p=0.80, respectivamente). Las distribuciones de estas variables por grupo se pueden observar en los gráficos 8, 9, 10 y 11. En cuanto al Sexo, se observa que hay más hombres en el grupo 1, esta asociación es significativa (p=0.04). (Ver tabla 31 y 32)

Gráfico 8: Muestra la distribución de la edad por grupo del análisis de clúster realizado en variables relacionadas con PFA.

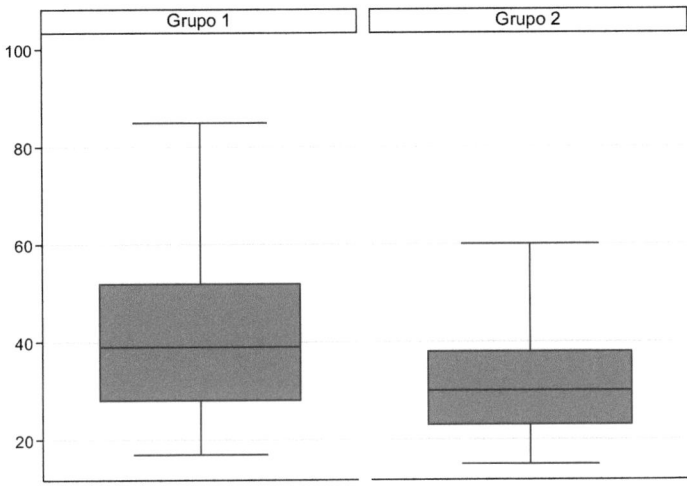

Gráfico 9: Muestra la distribución del índice de masa corporal (IMC) por grupo del análisis de clúster realizado en variables relacionadas con PFA.

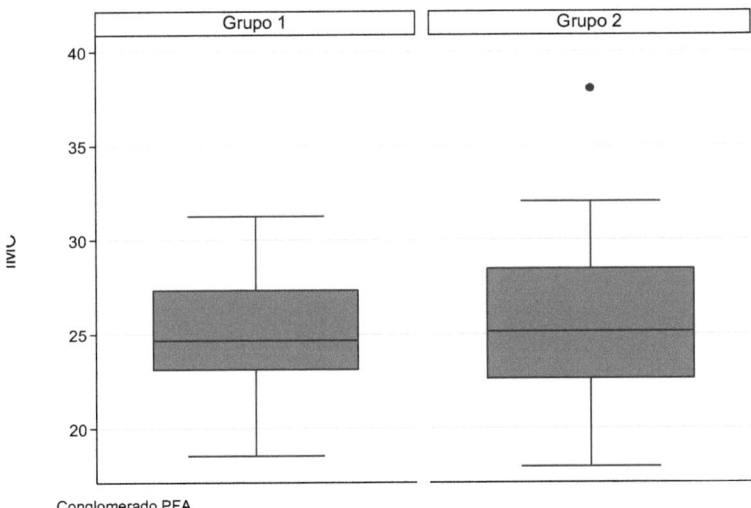

Gráfico 10: Muestra la distribución del peso por grupo del análisis de clúster realizado en variables relacionadas con PFA.

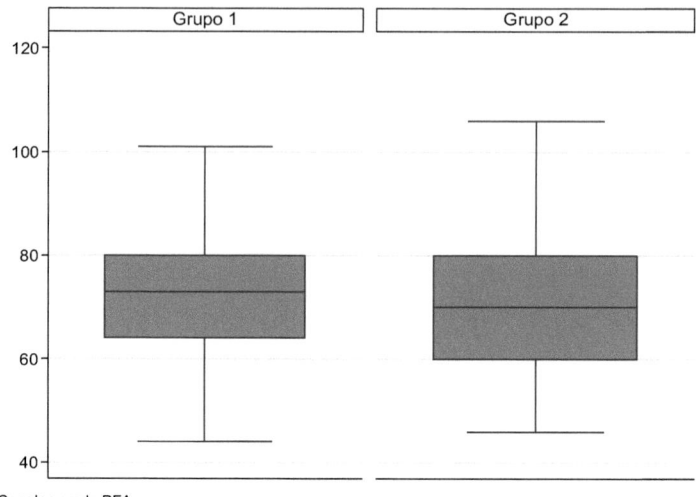

Gráfico 11: Muestra la distribución de la talla por grupo del análisis de clúster realizado en variables relacionadas con PFA.

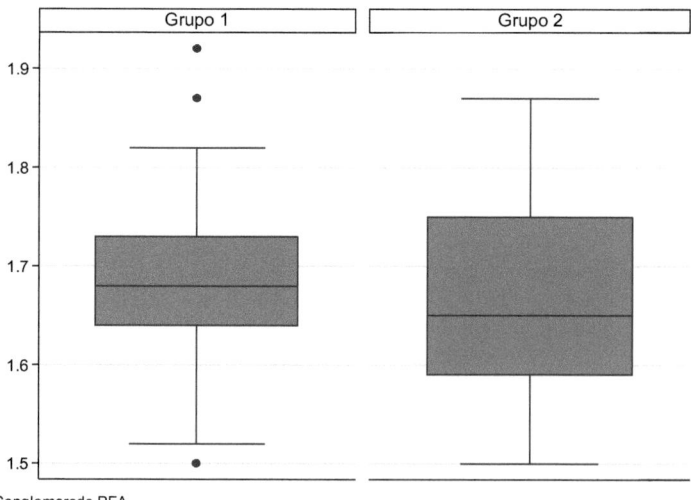

Tabla 31: Se muestran los promedios y desviación estándar de las variables epidemiológicas tanto en el total de la muestra como por los grupos encontrados en el análisis de clúster de PFA.

	GRUPO 1	GRUPO 2
EDAD	40.33 (±15.63)	32.85 (±11.96)
PESO (KG)	71.37 (±12.48)	71.46 (±13.77)
TALLA (MTS.)	1.68 (±0.09)	1.66 (±0.09)
IMC	25.00 (±2.95)	25.33 (±3.36)

IMC= Índice de masa corporal; Kg= Peso; Mts.= metros

Tabla 32: Se muestran el número de hombres y mujeres que pertenecen a cada grupo resultante del análisis de clúster en variables asociadas a pinzamiento femoral (Cam).

GRUPO PFA	MUJER	HOMBRE	TOTAL
1	17 (31.48%)	37 (68.52%)	54
2	24 (58.54%)	22 (47.83%)	46

Al estimar un modelo de regresión logística, la edad presenta un OR de 1.03 [1.01-1.07] (test bondad de ajuste=0.44) para pertenecer al grupo 1, con un área bajo curva ROC de 0.64 [0.53-0.74] (ver gráfico 12). El valor de corte que maximiza la sensibilidad y especificidad son los 44 años, siendo 82.61% y 61.00% respectivamente. Tener 44 años o más tiene un OR de 3.52 [1.39-8.97] para pertenecer al grupo 1. En el caso de los 40 años, la sensibilidad disminuye a 50.00% y la especificidad incrementa a 76.09%, con lo que tener 40 años o más tiene OR de 3.18 [1.34-7.54] para pertenecer al grupo 1.

En cuanto al Sexo, la estimación del modelo de regresión logística resulta que ser Mujer tiene OR de 2.37 [1.05-5.36] para pertenecer al grupo 2. El área bajo curva de ROC es de 0.60 [0.51-0.70] (Ver gráfico 13).

Al estimar un modelo multiparamétrico incluyendo como valores dependientes el sexo y la edad dicotomizada en 40 años, resulta que ser hombre tiene un OR de 2.35 [1.01-5.46] y tener 40 años o más un OR de 3.15 [1.31-7.60] para pertenecer al grupo 1. El área bajo curva de ROC es de 0.68 [0.58-0.78] (Ver gráfico 14).

Gráfico 12: Muestra curva ROC resultante del modelo de regresión logística estimado para el conglomerado de variables PFA usando como variable independiente la edad.

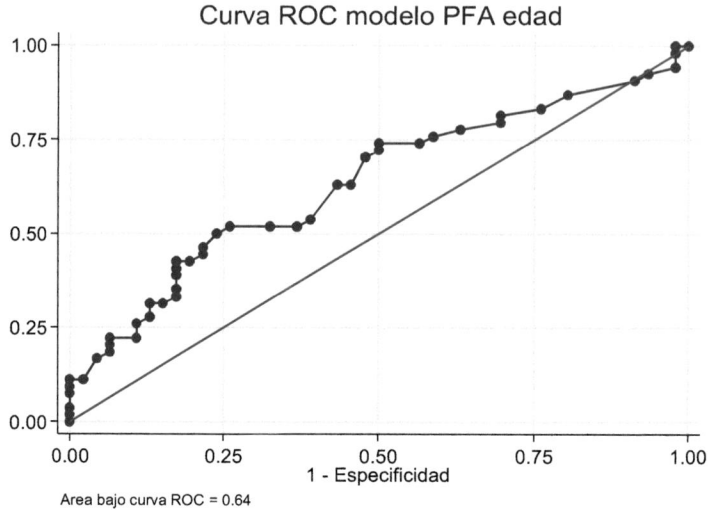

Gráfico 13: Muestra curva ROC resultante del modelo de regresión logística estimado para el conglomerado de variables PFA usando como variable independiente el género.

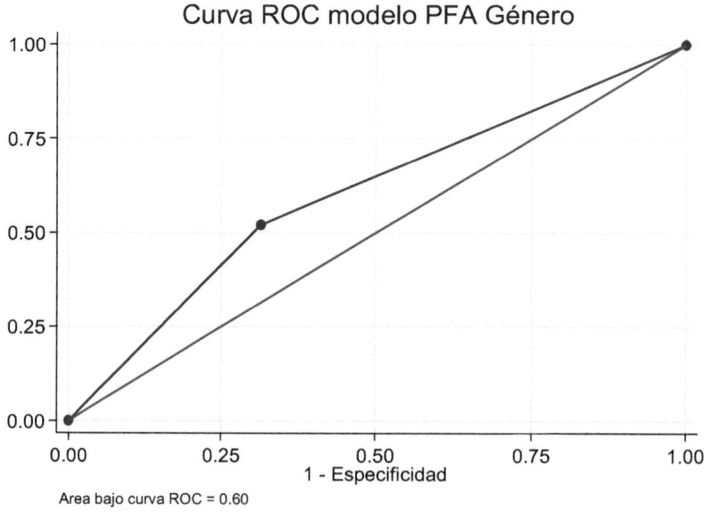

Gráfico 14: Muestra curva ROC resultante del modelo de regresión logística estimado para el conglomerado de variables PFA usando como variable dependiente la edad dicotomizada en 40 años y el género.

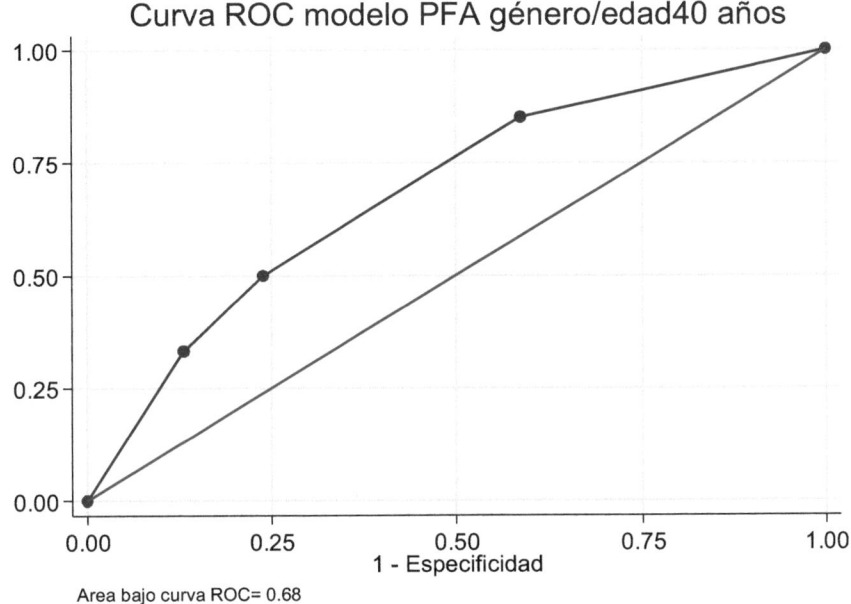

Curva ROC modelo PFA género/edad40 años

Area bajo curva ROC= 0.68

6.9 ANÁLISIS DE CONGLOMERADO CAM

Las variables utilizadas en este análisis corresponden a medidas de ángulo alfa femoral. Fueron incluidas el ángulo alfa medido en los 3 niveles bilateral y ángulo alfa medido en toda la región antero-superior, es decir, desde el uso horario 1:00 hasta 3:00 en forma bilateral.

Fueron incluidos 100 pacientes. El análisis por clúster separó 2 grupos de pacientes. Al grupo 2 fueron asignados 13 pacientes, el cual presenta valores de ángulo alfa mayores, con significación estadística, en 16 de los 18 niveles de medición analizadas (Ver tabla 33). El resultado del análisis se presenta en el dendograma (Ver gráfico 15), donde se observa la presencia de dos grupos que poseen distancias mayores.

Gráfico 15: Muestra el dendograma resultante del análisis de clúster realizado en variables relacionadas con pinzamiento tipo Cam.

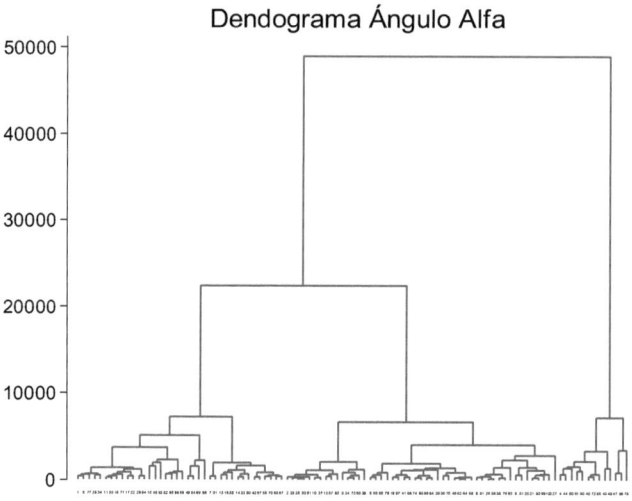

Tabla 33: Se muestran los promedios y desviación estándar de las variables utilizadas en el análisis de clúster Cam, tanto en el total de la muestra como por los grupos encontrados en el análisis de clúster. En la última columna se muestra el resultado del test de Wilcoxon Rank-sum para la diferencia entre el grupo 1 y 2.

VARIABLE	GRUPO 1	GRUPO 2	TOTAL	P (RANKSUM)
N	87 (87.00%)	13 (13.00%)	100	0.00
ALFA N1 D.	48.14 (±8.78)	65.00 (±6.43)	50.33 (±10.22)	0.00
ALFA N1 I.	47.12 (±7.19)	61.57 (±7.64)	49.00 (±8.71)	0.00
ALFA N2 D.	46.45 (±5.90)	53.64 (±9.05)	47.39 (±6.78)	0.00
ALFA N2 I.	47.14 (±4.93)	56.08 (±7.56)	48.30 (±6.10)	0.00
ALFA N3 D.	37.73 (±5.27)	40.12 (±3.91)	38.04 (±5.16)	0.13
ALFA N3 I.	39.57 (±4.86)	40.93 (±3.44)	39.74 (±4.71)	0.19
ALFA 1:00 D.	50.28 (±6.92)	64.46 (±9.63)	52.12 (±8.71)	0.00
ALFA 1:00 I.	50.77 (±6.16)	67.31 (±7.55)	52.92 (±8.43)	0.00
ALFA 1:30 D.	51.68 (±7.14)	66.62 (±5.16)	53.62 (±8.54)	0.00
ALFA 1:30 I.	52.85 (±6.34)	65.77 (±6.62)	54.53 (±7.70)	0.00
ALFA 2:00 D.	50.51 (±6.44)	61.62 (±4.87)	51.95 (±7.27)	0.00
ALFA 2:00 I.	50.74 (±5.45)	60.85 (±8.23)	52.05 (±6.76)	0.00
ALFA 2:30 D.	48.20 (±5.54)	59.92 (±6.87)	49.72 (±6.93)	0.00
ALFA 2:30 I.	47.28 (±4.53)	56.38 (±9.70)	48.46 (±6.22)	0.00
ALFA 3:00 D.	46.02 (±5.09)	56.93 (±7.86)	47.44 (±6.60)	0.00
ALFA 3:00 I.	45.34 (±5.75)	52.38 (±9.20)	46.26 (±6.68)	0.01
ALFA 3:30 D.	44.74 (±5.29)	51.15 (±9.33)	45.57 (±6.29)	0.02
ALFA 3:30 I.	44.43 (±4.34)	48.08 (±6.05)	44.90 (±4.72)	0.0

D.= Derecha; I.= Izquierda; n= nivel

En las mediciones del ángulo alfa por niveles, la diferencia fue significativamente mayor en el grupo 2 en los niveles 1 y 2 en forma bilateral. Sin embargo, aunque el valor promedio en el grupo 2 fue mayor, la diferencia en el nivel 3 no fue significativa, ni a la derecha, ni a la izquierda. En las mediciones del ángulo alfa por radianes, resultó significativa la diferencia en todos los radios horarios en forma bilateral, siendo el promedio mayor, consistentemente, en el grupo 2.

Mediante la representación gráfica de Chernoff es posible identificar aquellos individuos con ángulo alfa y offset menores. Aquellas caras con bocas y sonrisas grandes, pelo oscuro, pupilas grandes, ojos rasgados y frentes amplias son individuos del grupo 2. (Ver gráfico 16)

Al observar las variables epidemiológicas se observa que el grupo 2 tiene una edad promedio mayor, sin embargo la diferencia no es significativa ($\alpha=0.22$; $1-\beta=0.44$). Las diferencias en talla, peso e IMC son mínimas y consecuentemente no son estadísticamente significativas [talla ($\alpha=0.36$; $1-\beta=0.46$), peso ($\alpha=0.19$; $1-\beta=0.52$), e IMC ($\alpha=0.29$; $1-\beta=0.99$)]. Las distribuciones de estas variables por grupo se pueden observar en los gráficos 17, 18, 19 y 20. En cuanto al Sexo, se observa que en el grupo 2, hay una mayor proporciones de hombres que en el grupo 1, sin embargo esto no es significativo ($p=0.07$). (Ver tabla 34 y 35)

Gráfico 16. Caras de Chernoff representando medidas asociadas a pinzamiento femoral.

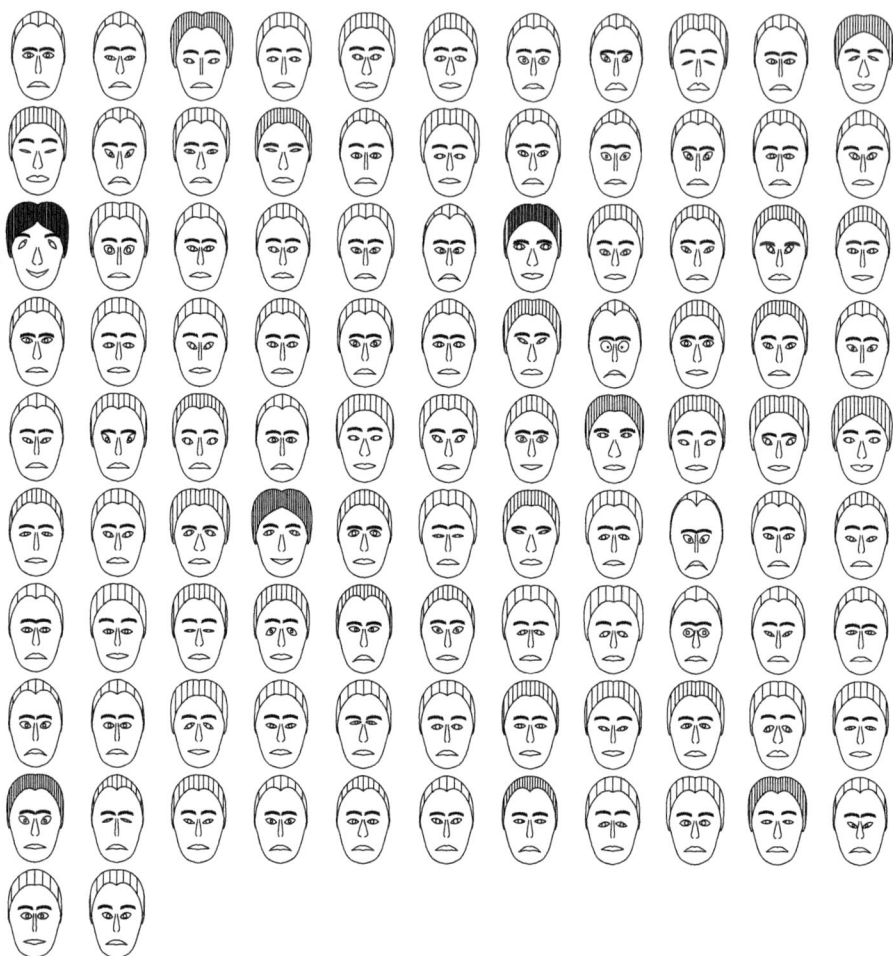

Tamaño boca= Ángulo alfa medido en el segundo nivel en el lado derecho; Curvatura boca= Ángulo alfa medido en el segundo nivel en el lado izquierdo;Posición ojo eje horizontal= Ángulo alfa medido en el radian 1:00 en el lado derecho; Posición ojo eje vertical= Ángulo alfa medido en el radian 1:00 en el lado izquierdo; Tamaño pupila= Ángulo alfa medido en el radian 3:00 en el lado derecho; Posición pupila= Ángulo alfa medido en el radian 3:00 en el lado izquierdo; Tamaño ojo= Offset femoral medido en el segundo nivel en el lado derecho, Ángulo del ojo= Offset femoral medido en el segundo nivel en el lado izquierdo; Línea nasal= Ángulo alfa medido en el radian 1:30 en el lado izquierdo; Color del pelo= Ángulo alfa medido en el radian 1:30 en el lado derecho; Posición frente en el eje horizontal= Ángulo alfa medido en el radian 2:30 en el lado derecho; Posición frente en el eje vertical= Ángulo alfa medido en el radian 2:30 en el lado izquierdo; Línea del pelo superior= Ángulo alfa medido en el primer nivel en el lado derecho; Línea del pelo inferior= Ángulo alfa medido en el primer nivel en el lado izquierdo.

50

Gráfico 17: Muestra la distribución de la edad por grupo del análisis de clúster realizado en variables relacionadas con pinzamiento tipo Cam.

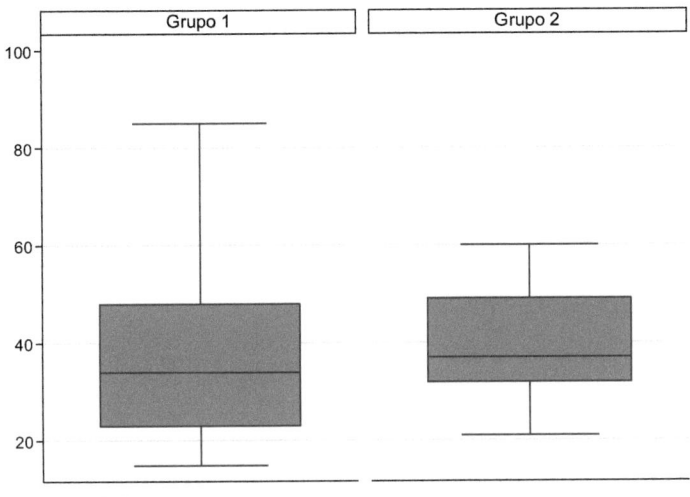

Gráfico 18: Muestra la distribución del índice de masa corporal (IMC) por grupo del análisis de clúster realizado en variables relacionadas con pinzamiento tipo Cam.

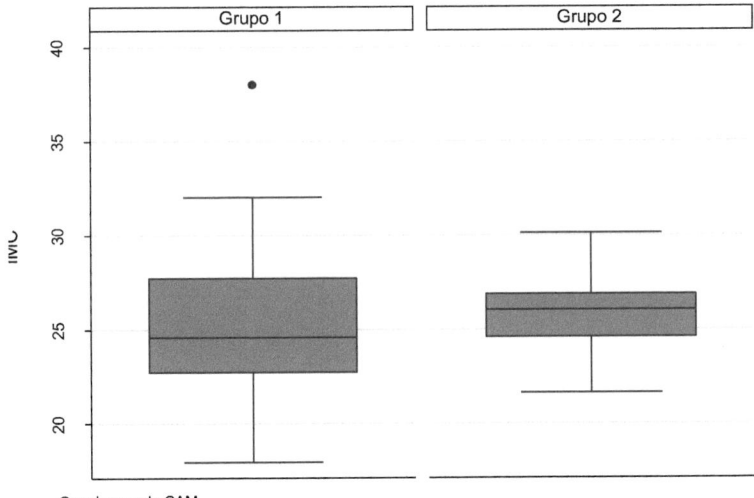

Gráfico 19: Muestra la distribución del peso por grupo del análisis de clúster realizado en variables relacionadas con pinzamiento tipo Cam.

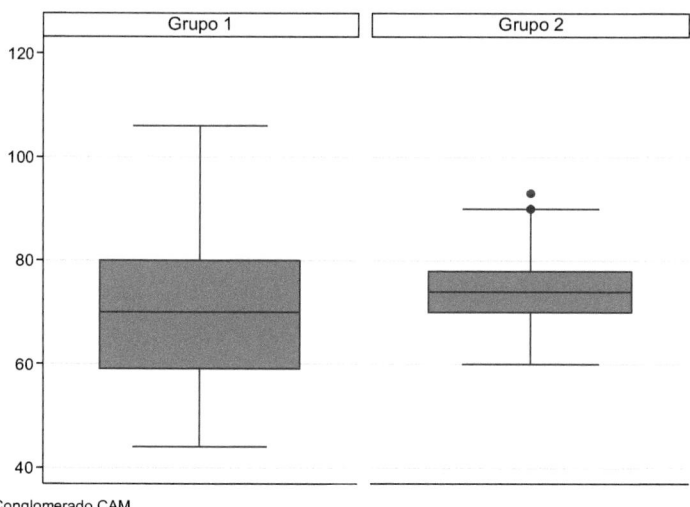

Gráfico 20: Muestra la distribución de la talla por grupo del análisis de clúster realizado en variables relacionadas con pinzamiento tipo Cam.

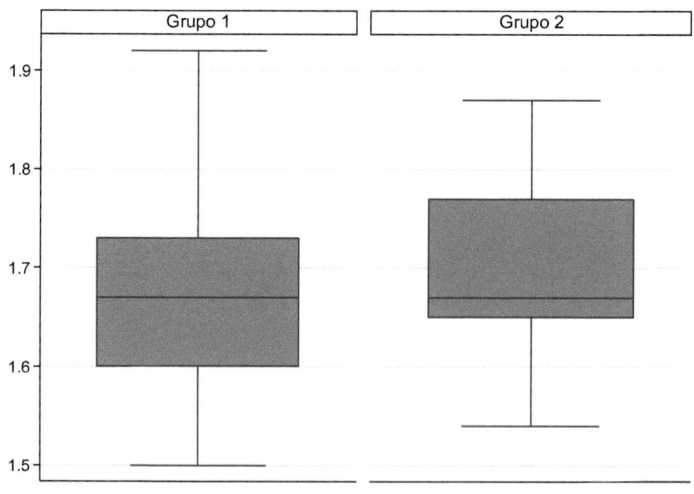

Tabla 34: Se muestran los promedios y desviación estándar de las variables epidemiológicas tanto en el total de la muestra como por los grupos encontrados en el análisis de clúster de Cam.

	GRUPO 1	GRUPO 2	TOTAL
EDAD	36.40 (±14.89)	40.15 (±11.33)	36.89 (±14.49)
PESO (KG)	70.87 (±13.42)	75.00 (±09.72)	71.41 (±13.03)
TALLA (MTS.)	1.67 (±0.09)	1.70 (±0.10)	1.67 (±0.09)
IMC	25.23 (±3.51)	25.98 (±2.06)	25.33 (±3.36)

IMC= Índice de masa corporal; Kg= Peso; Mts.= metros

Tabla 35: Se muestran el número de hombres y mujeres que pertenecen a cada grupo resultante del análisis de clúster en variables asociadas a pinzamiento femoral (Cam).

GRUPO CAM	MUJER	HOMBRE	TOTAL
1	39 (44.83%)	48 (55.17%)	87
2	2 (15.83%)	11 (84.62%)	13

6.10 ANÁLISIS DE CONGLOMERADO PINCER: ÁNGULO DE VERSIÓN ACETABULAR

Las variables utilizadas en este análisis son los ángulo de versión acetabular medidos desde el nivel 1 al 7 bilateral en corrección de 3 planos.

Fueron incluidos 99 pacientes. El análisis por clúster separó 2 grupos de pacientes (ver gráfico 21). Al grupo 2 fueron asignados 19 pacientes, este grupo 2 presenta valores menores de versión acetabular (acetábulo más retroverso), con significación estadística en los 14 niveles medidos. (Ver tabla 36)

Al observar las variables epidemiológicas, el grupo 2 presenta una edad promedio menor que el grupo 1, lo que es estadísticamente significativo y con una potencia alta ($\alpha=0.02$; $1-\beta=0.86$). La distribución de la edad por grupo se muestra en el gráfico 31. Las diferencias en peso ($\alpha=0.03$; $1-\beta=0.59$) y talla ($\alpha=0.05$; $1-\beta=0.64$) son estadísticamente significativas pero la potencia es moderada. Las diferencias en IMC no son significativas ($\alpha=0.13$; $1-\beta=0.35$). En cuanto al Sexo, se observa que hay más mujeres en el grupo 2, siendo esta asociación significativa ($\alpha=0.01$; $1-\beta=0.74$). (Ver tabla 37 y 38). Las distribuciones de estas variables por grupo se pueden observar en los gráficos 22, 23, 24 y 25

Gráfico 21: Muestra el dendograma resultante del análisis de clúster del ángulo de versión acetabular corregido en 3 planos.

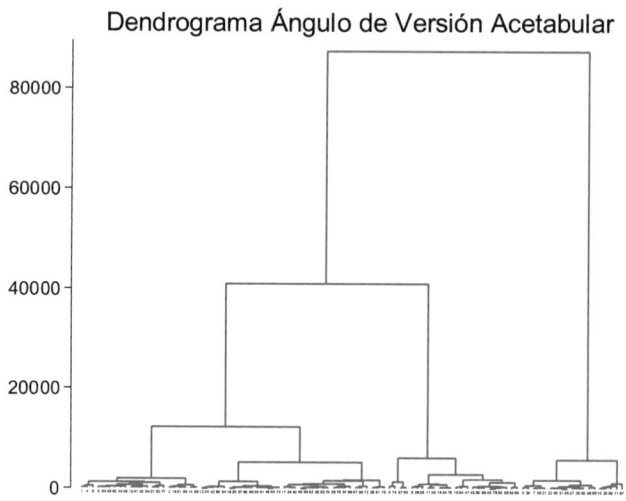

Dendrograma Ángulo de Versión Acetabular

Tabla 36: Se muestran los promedios y desviación estándar de los ángulos de versión acetabular resultantes del análisis de clúster, tanto en el total de la muestra como por los grupos encontrados en el análisis de clúster. En la última columna se muestra el resultado del test de Wilcoxon Rank-sum para la diferencia entre el grupo 1 y 2.

VARIABLE	GRUPO 1	GRUPO 2	TOTAL	P
N	80 (80.81%)	19 (19.19%)	99	0.00
VERSIÓN 3P N1 D.	5.80(±9.26)	-11.48(±4.80)	2.48(±10.96)	0.00
VERSIÓN 3P N1 I.	7.17(±9.74)	-14.22(±5.58)	3.06(±12.40)	0.00
VERSIÓN 3P N2 D.	10.25(±8.02)	-6.98(±4.97)	6.94(±10.14)	0.00
VERSIÓN 3P N2 I.	10.78(±8.49)	-8.68(±5.60)	7.04(±11.10)	0.00
VERSIÓN 3P N3 D.	14.72(±7.58)	-1.39(±6.00)	11.62(±9.67)	0.00
VERSIÓN 3P N3 I.	15.26(±6.77)	-3.48(±6.36)	11.66(±9.97)	0.00
VERSIÓN 3P N4 D.	16.76(±6.11)	3.05(±6.08)	14.13(±8.14)	0.00
VERSIÓN 3P N4 I.	17.30(±4.96)	1.9(±7.09)	14.34(±8.14)	0.00
VERSIÓN 3P N5 D.	17.29(±5.26)	8.12(±4.49)	15.53(±6.26)	0.00
VERSIÓN 3P N5 I.	17.67(±4.33)	7.74(±3.57)	15.77(±5.73)	0.00
VERSIÓN 3P N6 D.	17.08(±4.87)	9.58(±3.88)	15.64(±5.54)	0.00
VERSIÓN 3P N6 I.	17.43(±4.10)	9.99(±3.26)	16.00(±4.92)	0.00
VERSIÓN 3P N7 D.	16.80(±5.16)	10.51(±3.38)	15.59(±5.46)	0.00
VERSIÓN 3P N7 I.	17.04(±4.05)	10.51(±3.42)	15.78(±4.69)	0.00

D.= Derecha; I.= Izquierda; 3p= Corregido en 3 planos

Gráfico 22: Muestra la distribución de la edad por grupo del análisis de clúster realizado en las medidas de ángulo de versión acetabular corregido en 3 planos.

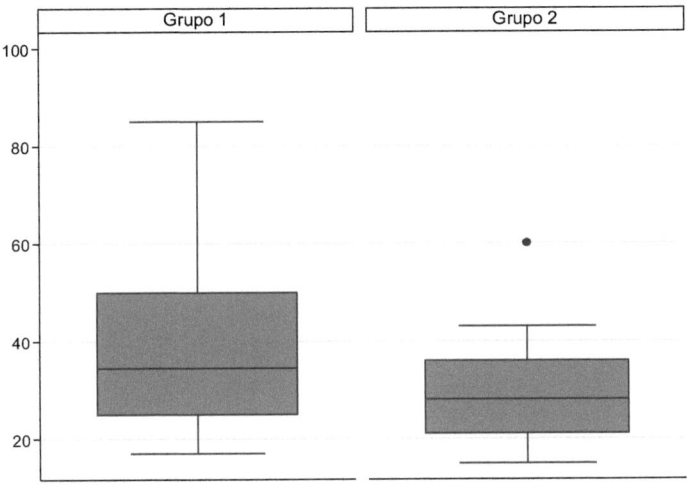

Conglomerado Ángulo versión acetabular

Gráfico 23: Muestra la distribución del peso por grupo del análisis de clúster realizado en las medidas de ángulo de versión acetabular corregido en 3 planos.

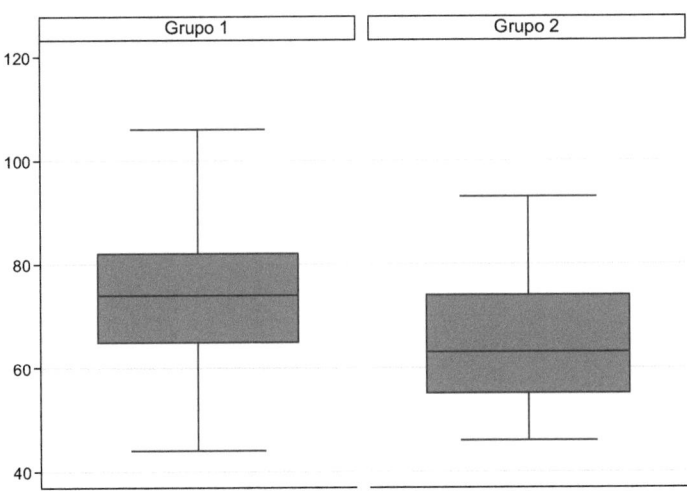

Conglomerado Ángulo versión acetabular

Gráfico 24: Muestra la distribución de la talla por grupo del análisis de clúster realizado en las medidas de ángulo de versión acetabular corregido en 3 planos.

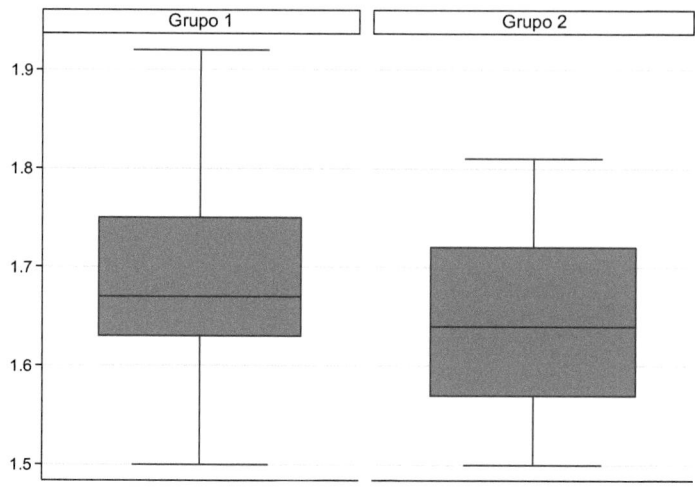

Conglomerado Ángulo versión acetabular

Gráfico 22: Muestra la distribución del IMC por grupo del análisis de clúster realizado en las medidas de ángulo de versión acetabular corregido en 3 planos.

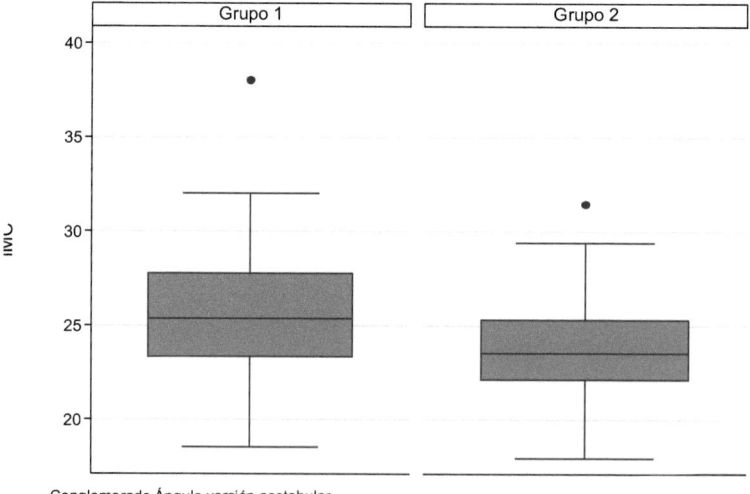

Conglomerado Ángulo versión acetabular

Tabla 37: Se muestran los promedios y desviación estándar de las variables epidemiológicas por grupos encontrados en el análisis de clúster del ángulo de versión acetabular.

	GRUPO 1	GRUPO 2	TOTAL
EDAD	38.36 (±14.84)	29.42 (±10.46)	36.65 (±14.50)
PESO (KG)	73.09 (±12.96)	65.58 (±12.58)	71.66 (±13.16)
TALLA (MTS.)	1.69 (±0.09)	1.64 (±0.09)	1.68 (±0.09)
IMC	25.59 (±3.33)	24.24 (±3.44)	25.33 (±3.38)

IMC= Índice de masa corporal; Kg= Peso; Mts.= metros

Tabla 38: Se muestran el número de hombres y mujeres que pertenecen a cada grupo resultante del análisis de clúster del ángulo de versión acetabular.

GRUPO PINCER	MUJER	HOMBRE	TOTAL
1	26 (32.50%)	54 (67.50%)	80
2	13 (68.42%)	6 (31.58%)	19

Al estimar un modelo de regresión logística multivariado con las variables edad y sexo como variables independientes, la edad presenta un OR de 1.06 [1.01-1.11] (test bondad de ajuste=0.62) y ser hombre tiene un OR de 4.80 [1.58-14.64] para pertenecer al grupo 1. El área bajo curva ROC de 0.76 [0.63-0.89] (Ver gráfico 23).

Al estimar un modelo de regresión logística usando la edad como variable independiente, se obtiene un OR de 1.06 [1.01-1.11]. El área bajo la curva es de 0.68 [0.55-0.80]. El valor de corte que maximiza la sensibilidad y especificidad son los 34 años, siendo 58.75% y 73.68% respectivamente, clasificando en forma correcta al 70.31% de la muestra. En el caso de los 40 años, la sensibilidad disminuye a 54.05% y la especificidad incrementa a 77.78%, con lo que tener 40 años o más tiene OR de 6.28 [1.36-29.04] para pertenecer al grupo 1.

En la estimación de un modelo de regresión multinomial se observó que el riesgo relativo de tener signo de entrecruzamiento positivo unilateral dado que el individuo pertenece al grupo 2 es de 1.05 [0.11-9.72] y bilateral es de 7.13 [2.32- 21.90].

Al estimar un modelo de regresión logística multivariado incluyendo la edad dicotomizada en los 40 años y la presencia de signo entrecruzamiento (positivo, unilateral, bilateral) resulta que tener menos de 40 años tiene un OR de 4.90 [1.02-23.68] y el signo de entrecruzamiento positivo un OR de 2.40 [1.34-4.30] de pertenecer al grupo 2. Este modelo presenta un área bajo la curva de 0.77 [0.67-0.87] (ver gráfico 24).

Gráfico 23: Muestra curva ROC resultante del modelo de regresión logística estimado para el conglomerado 1 usando como variable dependiente la edad.

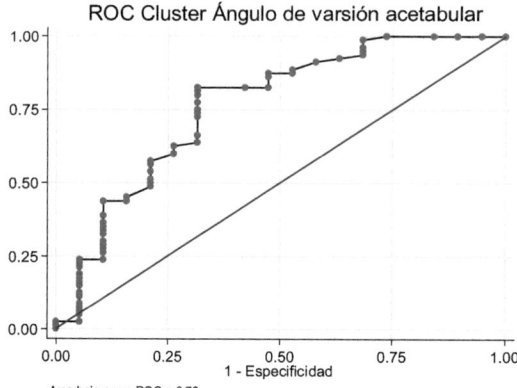

En las caras de Chernoff (Ver gráfico 25), se observa que la edad, representada por el color del pelo se relaciona con ángulos de versión acetabular mayores en distintos niveles los cuales son representados con distintas características de las caras. Es así como aquellos individuos con pelo oscuro, están sonriendo, con pupilas más grandes, frente amplia y ángulo de ojos más pronunciados.

Gráfico 24: Muestra curva ROC del modelo multiparamétrico estimado para pertenecer a los grupos resultantes del análisis de clúster de la medida del ángulo de versión acetabular corregido en 3 planos, usando como variables la edad dicotomizada en 40 años y el signo de entrecruzamiento (negativo, unilateral, bilateral).

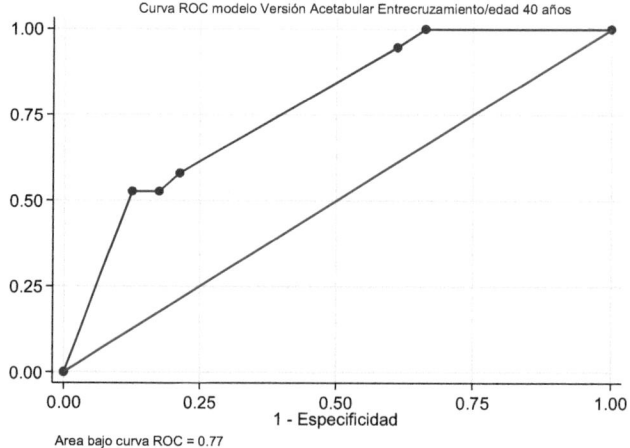

Gráfico 25: Caras de Chernoff representando valores de ángulo de versión acetabular, edad y sexo.

58

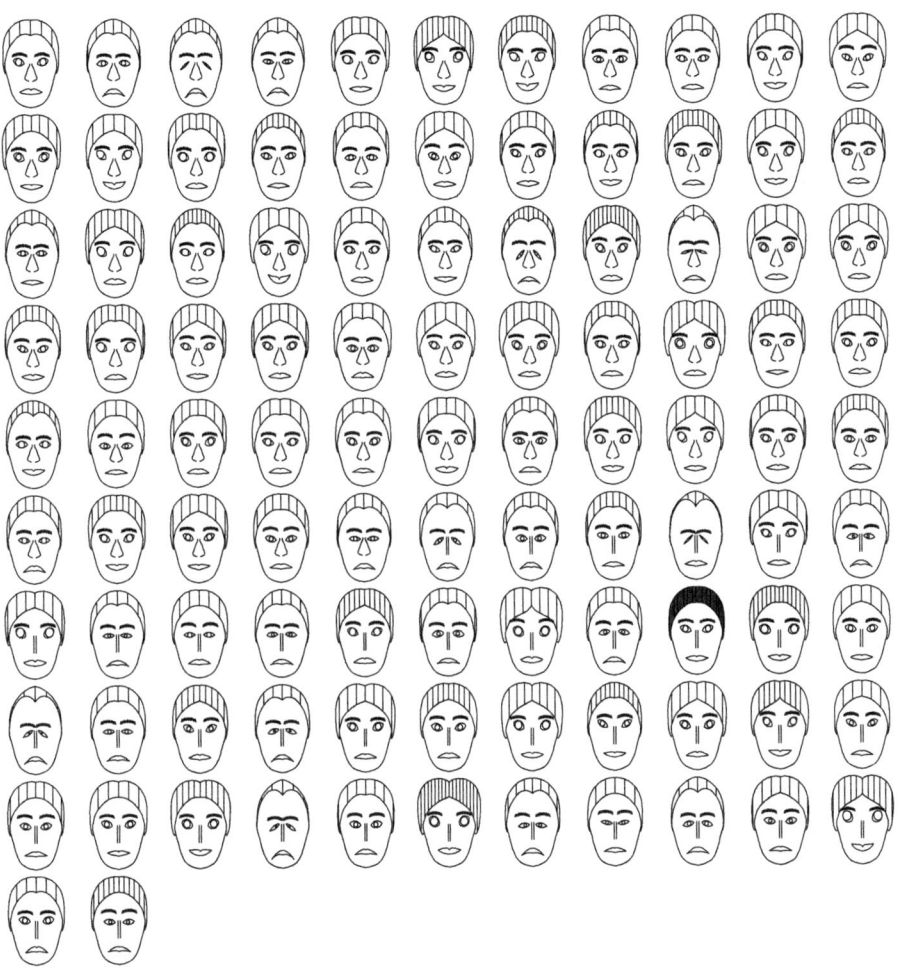

Tamaño boca= Ángulo de versión acetabular corregido en 3 planos en nivel 1 lado derecho, Curvatura boca= Ángulo de versión acetabular corregido en 3 planos en nivel 1 lado izquierdo; Posición ojo eje horizontal= Ángulo de versión acetabular corregido en 3 planos en nivel 3 lado derecho; Posición ojo eje vertical= Ángulo de versión acetabular corregido en 3 planos en nivel 3 lado izquierdo, Tamaño pupila= Ángulo de versión; acetabular corregido en 3 planos en nivel 2 lado derecho, Posición pupila= Ángulo de versión acetabular corregido en 3 planos en nivel 2 lado izquierdo; Tamaño ojo= Ángulo de versión acetabular corregido en 3 planos en nivel 4 lado derecho; Ángulo del ojo= Ángulo de versión acetabular corregido en 3 planos en nivel 4 lado izquierdo; Línea nasal= Sexo; Color del pelo= Edad; Posición frente en el eje horizontal= Ángulo de versión acetabular corregido en 3 planos en nivel 5 lado derecho; Posición frente en el eje vertical= Ángulo de versión acetabular corregido en 3 planos en nivel 5 lado izquierdo; Línea del pelo superior= Ángulo de versión acetabular corregido en 3 planos en nivel 6 lado derecho; Línea del pelo inferior= Ángulo de versión acetabular corregido en 3 planos en nivel 6 lado izquierdo.

6.11 ANÁLISIS DE CONGLOMERADO PINCER: ÁNGULO DE WIBERG

Las variables utilizadas en este análisis son el ángulo de Wiberg medido en TC coronal y corregido en 3 planos en forma bilateral.

El resultado del análisis se presenta en el dendograma (Ver gráfico 26), donde se observa la presencia de dos grupos que poseen distancias mayores. Al crear estos dos grupos se observa que el grupo 1 tiene valores promedio de ángulo de versión acetabular significativamente mayores grupo 2. (Ver tabla 39)

Gráfico 26: Muestra el dendograma resultante del análisis de clúster del ángulo del ángulo de Wiberg.

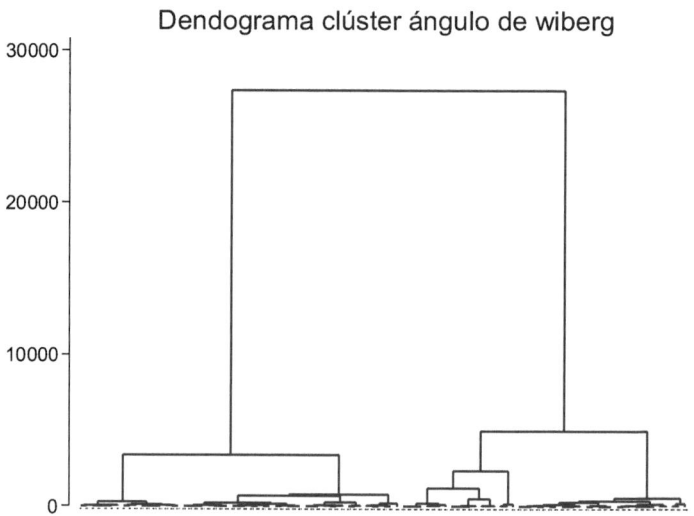

Tabla 39: Se muestran los promedios y desviación estándar de los ángulos de Wiberg clúster, tanto en el total de la muestra como por los grupos encontrados en el análisis de clúster. En la última columna se muestra el resultado del test de Wilcoxon Rank-sum para la diferencia entre el grupo 1 y 2.

ÁNGULO WIBERG	GRUPO 1	GRUPO 2	TOTAL	P
N	48 (47.52%)	53 (52.48%)	101	
CORREGIDO 3P D.	45.18 (±6.00)	33.70 (±4.14)	39.16 (±7.68)	0.00
CORREGIDO 3P I.	46.36 (±4.94)	33.89 (±3.41)	39.82 (±7.53)	0.00
CORONAL D.	44.47 (±5.62)	33.73 (±4.65)	38.83 (±7.43)	0.00
CORONAL I.	45.09 (±5.78)	33.22 (±3.92)	38.86 (±7.69)	0.00

D.= Derecha; I.= Izquierda; 3p= Corregido en 3 planos

Al observar las variables epidemiológicas se observa que el grupo 2 presenta una edad promedio menor que el grupo 1, este hallazgo es significativo tiene una alta potencia (α=0.00; 1-β=0.99). La distribución de la

60

edad, peso, talla e IMC por grupo se muestra en el gráfico 27, 28, 29 y 30. Las diferencias encontradas en el peso e IMC también son significativas, sin embargo la potencia es moderada, con α=0.05 1-β=0.52 y α=0.02; β=0.64, respectivamente. Finalmente, las diferencias encontradas en talla no son estadísticamente significativas (α=0.52; β=0.09), lo mismo ocurre con la mayor proporción de hombres en el grupo 1 (α=0.99; β=0.09). (Ver tabla 40 y 41)

Gráfico 27: Muestra la distribución de la edad por grupo del análisis de clúster realizado en las medidas de ángulo de Wiberg.

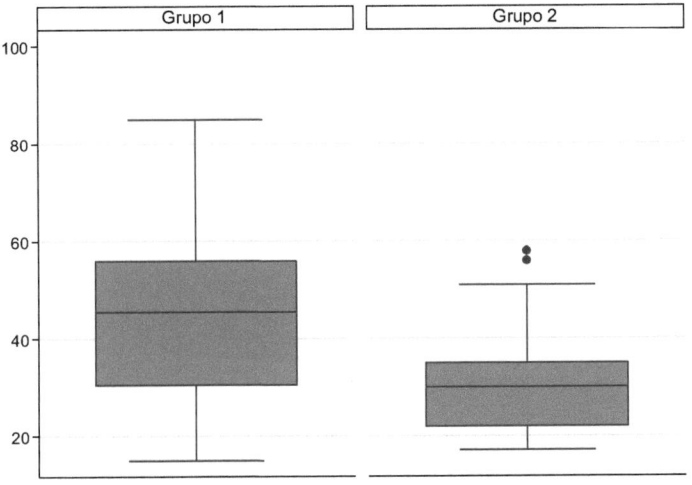

Gráfico 28: Muestra la distribución del peso por grupo del análisis de clúster realizado en las medidas de ángulo de Wiberg.

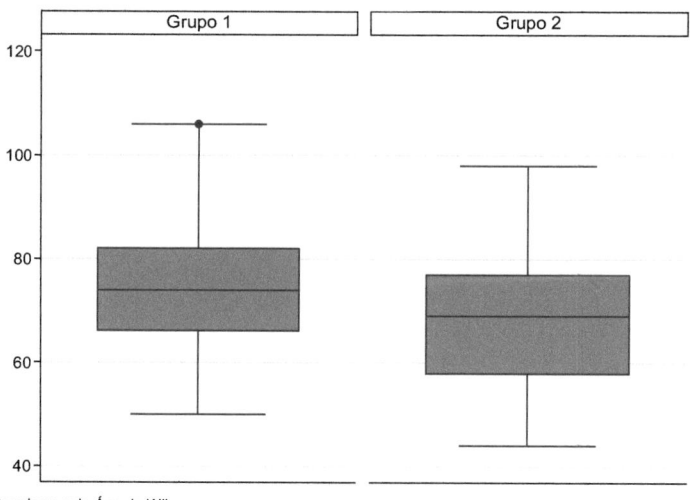

Gráfico 29: Muestra la distribución de la talla por grupo del análisis de clúster realizado en las medidas de ángulo de Wiberg.

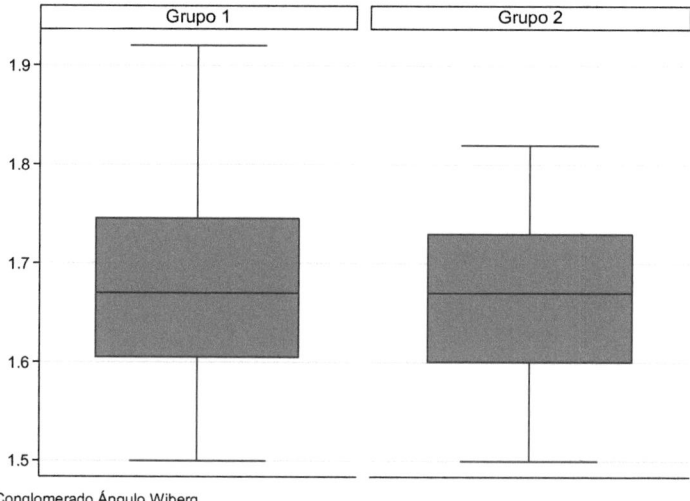

Gráfico 30: Muestra la distribución del IMC por grupo del análisis de clúster realizado en las medidas de ángulo de Wiberg.

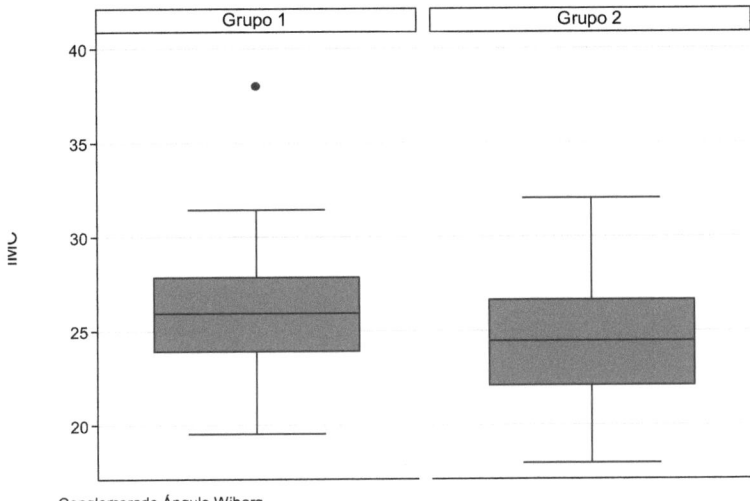

Conglomerado Ángulo Wiberg

Tabla 40: Se muestran los promedios y desviación estándar de las variables epidemiológicas por grupos encontrados en el análisis de clúster del ángulo de Wiberg.

	GRUPO 1	GRUPO 2	TOTAL
EDAD	43.54 (±15.81)	30.74 (±9.76)	36.82 (±14.43)
PESO (KG)	74.23 (±13.14)	69.09 (±12.58)	71.56 (±13.04)
TALLA (MTS.)	1.68 (±0.09)	1.67 (±0.08)	1.68 (±0.09)
IMC	26.14 (±3.36)	24.63 (±3.20)	25.35 (±3.35)

IMC= Índice de masa corporal; Kg= Peso; Mts.= metros

Tabla 41: Se muestran el número de hombres y mujeres que pertenecen a cada grupo resultante del análisis de clúster del ángulo de Wiberg.

CLUSTER WIBERG	MUJER	HOMBRE
1	19 (39.58%)	29 (60.42%)
2	22 (41.51%)	31 (58.49%)
TOTAL	41 (40.69%)	60 (59.41%)

En las caras de Chernoff (Ver gráfico 31) se observa que la edad, representada por el color del pelo, es más oscuro en aquellas caras con sonrisas, con bocas de mayor tamaño y con pupilas de mayor tamaño. Dichas facciones se relacionan con la medida del ángulo de Wiberg.

Gráfico 31: Caras de Chernoff representando valores de ángulo de Wiberg, edad y Sexo.

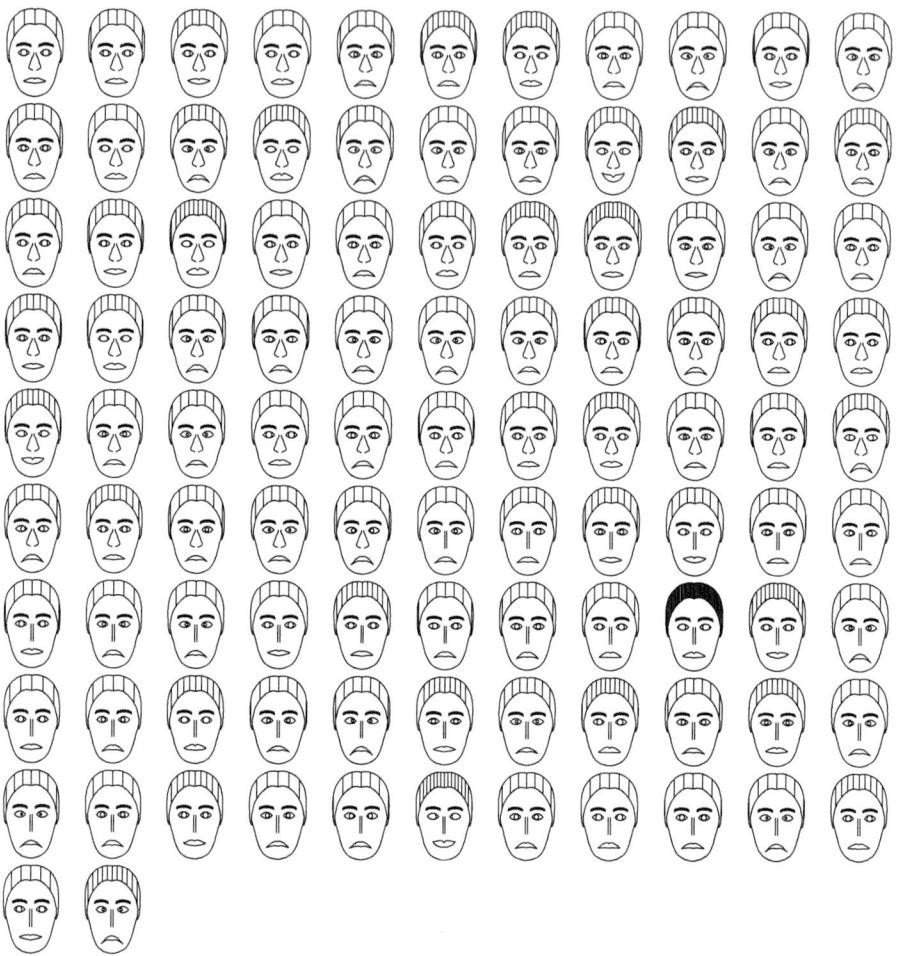

Tamaño boca= Ángulo de Wiberg medido en TC corregido en 3 planos lado derecho; Curvatura boca= Ángulo de Wiberg medido en TC corregido en 3 planos lado izquierdo; Tamaño pupila= Ángulo de Wiberg medido en TC en corte coronal lado derecho; Posición pupila= Ángulo de Wiberg medido en TC en corte coronal lado izquierdo; Línea nasal= Sexo; Color del pelo= Edad.

64

Al estimar un modelo de regresión logística, la edad presenta un OR de 1.08 [1.04 - 1.12] (test bondad de ajuste=0.30) para pertenecer al grupo 1, con un área bajo curva ROC de 0.74 [0.64-0.84] (Ver gráfico 32). El valor de corte que maximiza la sensibilidad y especificidad son los 38 años, siendo 64.58% y 83.02% respectivamente, clasificando en forma correcta al 74.26% de la muestra. En el caso de los 40 años, la sensibilidad se mantiene en 60.42% y la especificidad disminuye a 83.02%, con lo que tener 40 años o más tiene OR de 7.46 [2.97-18.75] para pertenecer al grupo 1.

Gráfico 32: Muestra curva ROC resultante del modelo de regresión logística estimado para el conglomerado 1 usando como variable dependiente la edad.

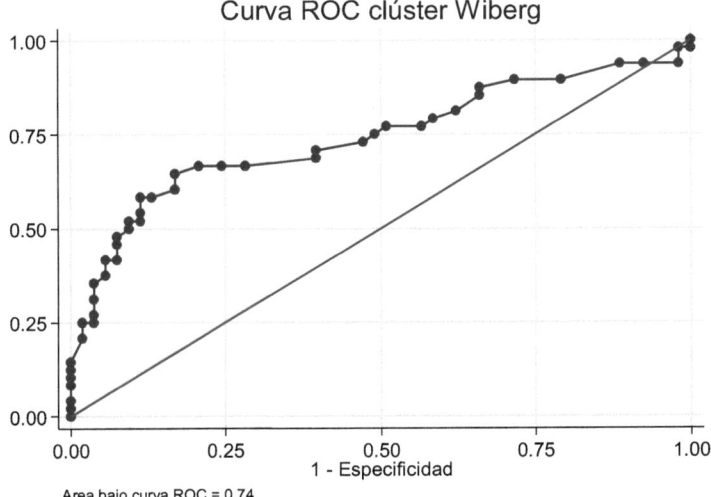

VII. DISCUSION

El análisis multivariado permite estudiar en forma conjunta distintas características medidas en un mismo individuo (2). En este caso, se utilizó para el estudio de medidas anatómicas realizadas en la articulación coxofemoral de individuos asintomáticos en relación a la cadera.

En el desarrollo del análisis se observan las limitaciones que presenta el realizar test de diferencias de vectores de medias, manova y análisis de discriminante lineal. Como es necesario cumplir, en primer lugar, con el supuesto de normalidad univariada, y luego, con el supuesto de normalidad multivariada, no es posible incluir en el análisis todas la variables medidas en este estudio y que son importantes desde el punto de vista médico para el entendimiento de la patología.

Esto supone una restricción importante porque, aparte de no poder incluir todas las variables, además no se pueden incluir en forma bilateral, siendo analizadas algunas medidas sólo en el lado derecho o izquierdo.

Por contraparte, el análisis de clúster no requiere cumplir con el supuesto de normalidad, por lo que permite la inclusión de la cantidad de variables que sean importantes para el estudio y necesarios para cumplir los objetivos. (2)

Otra ventaja, por ser parte del análisis multivariado, permite sacar conclusiones por grupo de variables relacionadas con subtipos de la enfermedad, así fue posible realizar clústering en variables de PFA, PFA tipo Cam y PFA tipo Pincer, e incluso, en este último, realizar por ángulo de versión acetabular y por ángulo de Wiberg.

También es una ventaja el poder incluir las medidas en forma bilateral. Esto es importante por el tipo de análisis que se ha realizado en otras publicaciones respecto a valores de medidas de PFA. Por ejemplo, Nakahara et al.(21) reclutaron TC de 70 pacientes, pero realizaron inferencia de promedios mediante Anova en un total de 106 caderas para establecer diferencias por sexo. Con esto, no se cumple la base de la inferencia estadística, que establece que las observaciones deben ser independientes. Esto último, no es posible de asumir al incluir ambas caderas de un mismo paciente al aplicar un t test, ya que, ambas caderas poseen un mismo desarrollo embriológico y comparten una carga genética, es decir no cumplen criterio de independencia.

Kang et al.(19) También describe 100 caderas reclutadas de 50 pacientes, sin embargo, el estudio es solo descriptivo y no se realiza inferencia estadística. Sin embargo, al reportar prevalencia, no lo hace por sujeto, sino que por caderas, es decir un sujeto que tiene signo de entrecruzamiento en ambas caderas fue considerado 2 veces enfermo. Esto último hace que el porcentaje reportado en signo de entrecruzamiento (20 caderas de un total de 100), no sea comparable con los resultados de este estudio.

Lo mismo ocurre con el trabajo de Nakahara(21), en el cual se reporta un 25% de caderas mayores a 55° de ángulo de alfa. Esto corresponde a caderas, por lo tanto, si un paciente tienen en ambos lados ángulo alfa mayo a 55° es considerado 2 veces enfermo. En suma, el reporte no corresponde a prevalencia y, por lo tanto, no puede compararse con este reporte.

Las diferencias en las prevalencias encontradas en las variables de versión acetabular y ángulo de Wiberg respecto a otros estudios, pueden deberse a que en este estudio, las mediciones fueron realizadas en imágenes corregidas en 3 dimensiones. Los valores de corte han sido propuestos en estudios donde no se realizó dicha corrección, es decir, sin estandarizar la basculación de la pelvis. Como se observa en las tablas 9, 10 11 y 12, los valores de ángulo de versión acetabular son consistentemente mayores en las mediciones realizadas con corrección en 2 planos, lo que fue significativo en cada nivel, lo que sugiere que, al no corregir las imágenes en 3 planos la TC se sobreestima la anteversión del acetábulo. Las diferencias de prevalencias, explicadas por la no corrección de las imágenes, se hace evidente al observar que la prevalencia de retroversión en las imágenes corregidas solo en 2 planos es de 21%, lo cual, no difiere significativamente de la prevalencia reportada en el estudio realizado por Kang (19).

En el caso del ángulo de Wiberg, las diferencias encontradas en la prevalencia pueden ser explicadas por una situación similar a lo expuesto en el párrafo anterior. En este reporte, se midió el ángulo de Wiberg en un TC corregido en 3 dimensiones y no en 2 planos en donde el valor de corte es 40° (19). En el caso de la medición en plano coronal esta no es la forma clásica de medir este ángulo, ya que, esta medida se realiza en una visión antero-posterior, por lo tanto, el valor de corte podría ser distinto, explicando la diferencia en la prevalencia.

En cuanto a la relación del ángulo de versión acetabular y la presencia de signo de crossover positivo, el PFA tipo Pincer focal presenta un conflicto mecánico en la mitad más cefálica del acetábulo. Entre los hallazgos que sustentan esto se encuentra el SE, el cual, traduce una retroversión acetabular proximal. Consecuente con lo anterior, en el TC la retroversión acetabular debiese objetivarse, mediante el ángulo de versión acetabular, en una altura acetabular que se correlacione con el lugar anatómico donde se produce el conflicto. Uno de los objetivos de este estudio fue determinar la altura acetabular donde el ángulo de versión acetabular se correlaciona mejor con la presencia de SE positivo, la cual debería ser más cefálico a la medida clásica del ángulo de VA. (4,7)

Los datos obtenidos concuerdan con lo planteado en el párrafo anterior, observándose que, a medida que se desciende de cefálico a caudal, se produce una caída de la sensibilidad del ángulo de VA en diagnosticar SE positivo. En el caso de la especificidad, se observa que ésta también disminuye, aunque en forma más gradual que la sensibilidad.

Tanto el nivel 2 y el nivel 3 presentan discriminación muy buena con un área bajo curva de ROC de 0.82 [0.76-0.88] y de 0.81 [0.74-0.87] respectivamente. Sin embargo, el nivel 3 con el punto de corte obtenido para el diagnóstico de retroversión (11.3°) presenta valores mayores de sensibilidad y especificidad respecto al Nivel 2.

Este hallazgo es importante, porque en la actualidad los radiólogos en los informes de tomografía axial computada sólo informan la medida del ángulo de versión acetabular medida en la región donde el acetábulo es más profundo. El reporte de ángulo de versión acetabular por niveles no se realiza de rutina, porque es una técnica de obtención de imagen que consume tiempo. (28)

Se propone medir el ángulo de versión acetabular de rutina a 9mm del borde craneal de acetábulo, con el objetivo de apoyar el diagnóstico de Pinzamiento acetabular tipo Pincer, ofreciendo al cirujano otra herramienta para el diagnóstico y la planificación de la cirugía

Respecto al análisis multivariado, si bien el análisis realizado a partir de la función de distribución normal multivariada fue significativo, mostrando diferencias de promedio tanto por sexo y edad dicotomizada en 40 años, el resultado del análisis de discriminante con una tasa de error de 0.43, es decir, peor que al azar, no permite sacar conclusiones. Esto demuestra que a pesar de que existe un hallazgo significativo, esto no necesariamente implica que la diferencia estadística se traduce en una característica que permita distinguir una sub-muestra de otra. A esto se suma la imposibilidad de incluir todas las variables medidas en el estudio, dado que no se podía asumir que los datos tuviesen una distribución normal. Sin embargo, el análisis de las funciones de discriminación, muestra que las variables acetabulares son las de mayor peso al catalogar a cada individuo en cada uno de los 4 subgrupos (Mujeres <40 años, Mujeres ≥40 años, Hombres <40 años y Hombres ≥40 años), esto es un adelanto de los resultados obtenidos en el análisis de conglomerado respecto a las variables epidemiológicas.

En el análisis de conglomerados realizado con variables relacionadas con Pinzamiento tipo Cam no se observó relaciones con las variables epidemiológicas estudiadas. Sutter et al. Estudiaron 106 individuos, 53 de los cuales tenían PFA tipo mixto o tipo Cam y 53 individuos sanos. Midieron ángulo alfa en cortes hechos en distintos radios horarios, determinando mediante curva ROC que el radian con mejor discriminación es el antero-superior medido a las 1:30, fijando como valor de corte los 60°, con lo cual se obtiene una sensibilidad 72-76% y una especificidad de 73-80% (33). Utilizando este valor de corte, obtenido con una metodología óptima, se observa que el grupo 2 presenta valores superiores a 60° en el radian 1:30 en forma bilateral y la diferencia es significativa respecto al grupo 1. Teniendo esto en consideración se podría extrapolar los resultados y proponer que el grupo 2 es un grupo con valores alterados y están en riesgo de presentar dolor coxal.

Otro hallazgo que sugiere que el grupo 2 está en riesgo, es que a dicho clúster pertenecen 13 individuos, lo que equivale al 13% de la muestra. Este porcentaje está dentro de la prevalencia estimada para individuos con alteraciones morfológicas tipo PFA que son asintomáticos, la cual se reporta entre un 10-15% (12).

En el análisis de conglomerados realizado con variables relacionadas con Pinzamiento tipo Pincer se observó que el grupo 2 tenía acetábulos retrovertidos y ángulos de Wiberg menores. El otro grupo, presentaba acetábulos antevertidos, pero profundos. Dado lo anterior, era planteable que uno de los grupos de variables, ángulo de versión o Wiberg, actuara como variable confundente. Dado este hallazgo se realizaron sub-clústeres.

En el caso de la versión acetabular, se observó que el grupo 1 presenta en cada nivel medida en forma consistente medianas de ángulo en posición más anteversa que el grupo 2. El grupo 2 presentaba un promedio de edad significativamente menor que el grupo 1 y con potencia estadística alta. Esto plantea que la orientación acetabular varía con la edad. El OR calculado muestra que por cada año cumplido existe un 6% de posibilidades de pertenecer al grupo con acetábulos más anteversos. Interesante, es que el punto de corte encontrado este a los 34 años, ya que la enfermedad en general se describe en mujeres que bordean los 40 años, por lo tanto, es planteable que aquello acetábulos que se mantuvieron retrovertidos pasados los 30 años son los que finalmente causan la sintomatología.

Así mismo los grupos resultantes difieren en la proporción de individuos por género, siendo más el número de hombres en el grupo 1, con significancia estadística y potencia alta. Lo cual sugiere que existen diferencias en la orientación acetabular por género. Los individuos incluidos en el grupo 1 son en mayor proporción hombres, es decir los individuos masculinos tienen acetábulos más anteversos que las mujeres, lo que coincide con la literatura descrita para PFA, donde la mayoría de los pacientes que presentan Pinzamiento tipo Pincer son mujeres. (7, 10)

Ito et al. (17) reporta en un estudio transversal que no existen diferencia en el ángulo de versión por edad ni sexo. El número de individuos reclutados para el estudio fue de 24 sintomáticos y 24 sanos. La comparación fue realizada mediante test de anova, agrupando sexo y edad dicotomizada en 40 años. La diferencia de sus resultados respecto a este reporte, puede deberse al tamaño de la muestra utilizada, ya que cada grupo estudiado contiene como máximo 8 individuos.

Por otra parte, la estimación del modelo de regresión multinomial, muestra que existe asociación entre los clúster formados y la presencia de signo de entrecruzamiento. Así, el pertenecer al grupo 2 (acetábulos retroversos) el riesgo relativo esta aumentado para la presencia de signo de entrecruzamiento positivo tanto bilateral como unilateral. Este hallazgo sugiere que puede existir un entrecruzamiento "fisiológico" en edades tempranas, por lo que no siempre es patológico. Así, el desarrollo de la patología dependerá de la carga que aplique cada individuo en esta sobrecobertura y de cómo evoluciona la sobrecobertura focal a medida que éste cumpla años, es decir, si el acetábulo se orienta más anterior.

En el análisis de conglomerado del ángulo de Wiberg, también se observa una relación con la edad, mostrándose que a medida que la edad aumenta el valor promedio del ángulo de Wiberg también. Por cada año cumplido, la probabilidad de pertenecer al grupo que presenta ángulo de Wiberg mayores aumenta en un 6%. El valor de corte encontrado es 6 años mayor que en el caso del ángulo de versión acetabular, lo que hace planteable que la cobertura acetabular aumenta en forma más tardía. Este hallazgo es consistente con lo descrito por Konishi et al, donde se menciona que el ángulo aumenta con la edad. (34)

VIII. CONCLUSIONES

El método de análisis multivariado es una metodología de análisis estadístico muy útil para el enfrentamiento de un problema, en el cual, se han realizado varias mediciones en un individuo o unidad de análisis. En particular, el análisis de clúster es una herramienta útil para realizar clasificaciones ya que permite usar sin restricciones las variables que se deseen estudiar.

El corregir la posición de la pelvis, previó a la realización de mediciones, influye sobre éstas últimas en forma significativa, por lo cual es necesario estandarizar la medición y realizar correcciones en 3 dimensiones, con el fin de evitar sesgos en las mediciones.

La prevalencia de PFA varía sustancialmente según la medida de cadera elegida y el punto de corte analizado. Esto demuestra que se requieren estudios en los cuales se incluyan grupos asintomáticos y pacientes sintomáticos para definir que variable tiene mejor discriminación y establecer valores de corte para el diagnóstico. Además, el valor de corte clásico, de 55°, sobreestima la enfermedad, por lo que valores más altos deben ser usados.

El signo de entrecruzamiento se correlaciona mejor con las mediciones de ángulo de versión acetabular medidas en regiones más cefálicas a la medida clásica. La medida del ángulo de versión acetabular a 9mm del borde craneal del acetábulo tiene mayor capacidad predictiva de la presencia de signo de entrecruzamiento positivo. Por el contrario, el ángulo de versión acetabular medido en la región más profunda del acetábulo (medida clásica) tiene una mala discriminación para la presencia de signo de entrecruzamiento positivo. Se propone utilizar el nivel 3 realizado en este estudio, es decir a 9mm a caudal del borde superior del acetábulo.

Las variables medidas en acetábulo, ángulo de versión acetabular y ángulo de Wiberg, son significativamente distintas por edad. Además la primera presenta diferencias significativas por género. Por lo tanto, edad y sexo, son variables que se deben considerar en el diagnóstico, en el planteamiento quirúrgico y en la determinación de valores de cortes patológicos. La talla, el peso ni el índice de masa corporal tienen diferencias significativas en las mediciones acetabulares.

Las variables medidas en fémur no tienen relación con las variables epidemiológicas analizadas: edad, sexo, talla, peso e índice de masa corporal.

IX. BIBLIOGRAFIA

1. Johnson, R. A., & Wichern, D. W. (2002). *Applied multivariate statistical analysis* (Vol. 5, p. 767). Upper Saddle River, NJ: Prentice hall.

2. Cuadras CM. Análisis multivariante. Barcelona: Eunibar; 1991.

3. Lee A, Emmett L, Van der Wall H, Kannangara S, Mansberg R, Fogelman I. SPECT/CT of femeroacetabular impingement. Clinical nuclear medicine. 2008; 33(11):757.

4. Beall DP, Sweet CF, Martin HD, Lastine CL, Grayson DE, Ly JQ, et al. Imaging findings of femoroacetabular impingement syndrome. Skeletal Radiology. 2005 sept. 20; 34(11):691–701.

5. Konan S, Rayan F, Haddad FS. Is the frog lateral plain radiograph a reliable predictor of the alpha angle in femoroacetabular impingement? Journal of Bone and Joint Surgery-British Volume. 2010;92(1):47.

6. Sink EL, Gralla J, Ryba A, Dayton M. Clinical presentation of femoroacetabular impingement in adolescents. Journal of Pediatric Orthopaedics. 2008;28(8):806.

7. Tannast M, Siebenrock KA, Anderson SE. Femoroacetabular Impingement: Radiographic Diagnosis--What the Radiologist Should Know. American Journal of Radiology. 2007 jun 1;188(6):1540–52.

8. Gosvig KK, Jacobsen S, Palm H, Sonne-Holm S, magnusson E. A new radiological index for assessing asphericity of the femoral head in cam impingement. Journal of Bone & Joint Surgery, British Volume. 2007;89-b:1309–16.

9. Jung KA, Restrepo C, Hellman M, AbdelSalam H, Parvizi J, Morrison W. The prevalence of cam-type femoroacetabular deformity in asymptomatic adults. Journal of Bone and Joint Surgery-British Volume. 2011;93(10):1303.

10. Ganz R, Leunig M, Leunig-Ganz K, Harris WH. The Etiology of Osteoarthritis of the Hip. Clinical Orthopaedics and Related Research. 2008 ene 10;466(2):264–72.

11. Kassarjian A, Brisson M, Palmer WE. Femoroacetabular impingement. European Journal of Radiology. 2007 jul;63(1):29–35.

12. Navarro N, Orellana C, Moreno M, Gratacós J, Larrosa M. Atrapamiento femoroacetabular. Seminarios de la Fundación Española de Reumatología. 2012 ene;13(1):15–22.

13. Mardones R R, Barrientos C V, Nemtala U F, Tomic A, Salineros U M. Pinzamiento femoroacetabular: Conceptos básicos en una nueva causa de dolor inguinal. Revista médica de Chile. 2010;138(1):102–8.

14. Audenaert EA, Peeters I, Vigneron L, Baelde N, Pattyn C. Hip Morphological Characteristics and Range of Internal Rotation in Femoroacetabular Impingement. The American Journal of Sports Medicine. 2012 abr 2;40(6):1329–36.

15. Kivlan BR, Martin RL, Sekiya JK. Response to Diagnostic Injection in Patients With Femoroacetabular Impingement, Labral Tears, Chondral Lesions, and Extra-Articular Pathology. Arthroscopy: The Journal of Arthroscopic & Related Surgery. 2011 may;27(5):619–27.

16. Beaule P, Zaragoza E, Motamedi K, Copelan N, Dorey F. Three-dimensional computed tomography of the hip in the assessment of femoroacetabular impingement. Journal of Orthopaedic Research. 2005 nov;23(6):1286–92.

17. Ito K, Minka-II MA, Leunig M, Werlen S, Ganz R. Femoroacetabular impingement and the cam-effect: a MRI-based quantitative anatomical study of the femoral head-neck offset. Journal of Bone and Joint Surgery-British Volume. 2001;83(2):171.

18. Clohisy JC, Carlisle JC, Trousdale R, Kim Y-J, Beaule PE, Morgan P, et al. Radiographic Evaluation of the Hip has Limited Reliability. Clinical Orthopaedics and Related Research. 2008 dic 2;467(3):666–75.

19. Kang ACL, Gooding AJ, Coates MH, Goh TD, Armour P, Rietveld J. Computed Tomography Assessment of Hip Joints in Asymptomatic Individuals in Relation to Femoroacetabular Impingement. The American Journal of Sports Medicine. 2010 mar 12;38(6):1160–5.

20. Kapron AL. Radiographic Prevalence of Femoroacetabular Impingement in Collegiate Football Players The Journal of Bone and Joint Surgery. 2011;93(19):e111 1.

21. Nakahara I, Takao M, Sakai T, Nishii T, Yoshikawa H, Sugano N. Gender differences in 3D morphology and bony impingement of human hips. Journal of Orthopaedic Research. 2011 mar;29(3):333–9.

22. Guía Clínica Artritis Reumatoide. 2007 [citado 2012 ago 25]; Disponible en: http://sochire.cl/filemanager/download/14/GPCGes_ArtritisReumatoidea_2007.pdf

23. Gosvig KK, Jacobsen S, Sonne-Holm S, Palm H, Troelsen A. Prevalence of Malformations of the Hip Joint and Their Relationship to Sex, Groin Pain, and Risk of Osteoarthritis: A Population-Based Survey. The Journal of Bone and Joint Surgery. 2010 may 3;92(5):1162–9.

24. Reynolds D, Lucas J, Klaue K. Retroversion of the acetabulum. Journal of Bone & Joint Surgery, British Volume. 1999;81(2):281–8.

25. Notzli HP, Wyss TF, Stoecklin CH, Schmid MR, Treiber K, Hodler J. The contour of the femoral head-neck junction as a predictor for the risk of anterior impingement. Journal of Bone & Joint Surgery, British 2002;84(4):556–60.

26. Schmitz MR, Campbell SE, Fajardo RS, Kadrmas WR. Identification of Acetabular Labral Pathological Changes in Asymptomatic Volunteers Using Optimized, Noncontrast 1.5-T Magnetic Resonance Imaging. The American Journal of Sports Medicine. 2012 mar 15;40(6):1337–41.

27. Dudda M, Kim Y-J, Zhang Y, Nevitt MC, Xu L, Niu J, et al. Morphologic differences between the hips of Chinese women and white women: Could they account for the ethnic difference in the prevalence of hip osteoarthritis? Arthritis & Rheumatism. 2011 oct;63(10):2992–9.

28. Perreira AC, Hunter JC, Laird T, Jamali AA. Multilevel Measurement of Acetabular Version Using 3-D CT-generated Models: Implications for Hip Preservation Surgery. Clinical Orthopaedics and Related Research®. 2010 sep 25;469(2):552–61.

29. Bosse HJP, Lee D, Henderson ER, Sala DA, Feldman DS. Pelvic Positioning Creates Error in CT Acetabular Measurements. Clinical Orthopaedics and Related Research. 2011 ;469(6):1683–91.

30. Siebenrock KA, Kalbermatten DF, Ganz R. Effect of pelvic tilt on acetabular retroversion: a study of pelves from cadavers. Clinical orthopaedics and related research. 2003;407:241.

31. Hack K, Di Primio G, Rakhra K, Beaule PE. Prevalence of Cam-Type Femoroacetabular Impingement Morphology in Asymptomatic Volunteers. The Journal of Bone and Joint Surgery. 2010 ;92(14):2436–44.

32. Raciborski R. Graphical representation of multivariate data using Chernoff faces. Stata Journal. 2010;9(3):374.

33. Sutter R, Dietrich TJ, Zingg PO, Pfirrmann CWA. How Useful Is the Alpha Angle for Discriminating between Symptomatic Patients with Cam-type Femoroacetabular Impingement and Asymptomatic Volunteers? Radiology. 2012 ;264(2):514–21.

34. Konishi N, Mieno T. Determination of acetabular coverage of the femoral head with use of a single anteroposterior radiograph. J. Bone Joint Surg Am. 1993;75:1318–33.

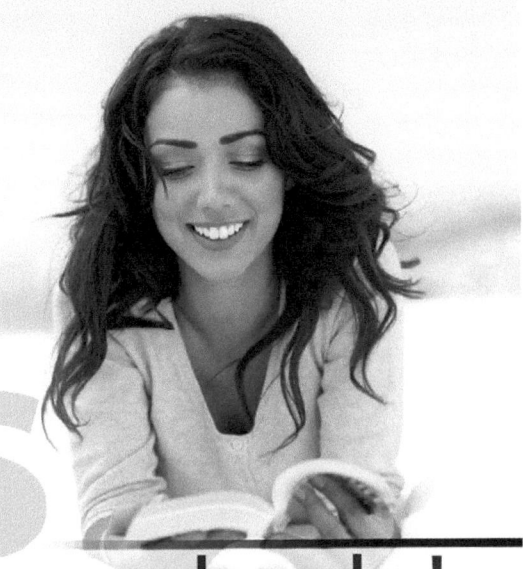
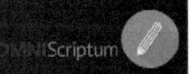

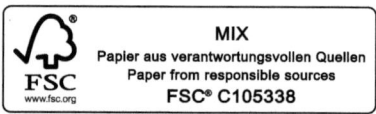
Printed by Books on Demand GmbH, Norderstedt / Germany